Dr. Jürgen Weihofen

Essenz des Urmeeres

Himalaya-Kristallsalz

Herkunft, Wirkprinzipien und Heilanwendungen

Dr. Jürgen Weihofen

Essenz des Urmeeres

Himalaya-Kristallsalz

Herkunft, Wirkprinzipien und Heilanwendungen

Originalausgabe

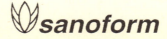

sanoform-Verlag
Dr. Jürgen Weihofen
Kölner Str. 33
53840 Troisdorf
Tel.: +49-2241-974126
Fax: +49-2241-72940
e-Mail: Dr.Weihofen@t-online.de

3. Auflage 2002
Dr. Jürgen Weihofen
Essenz des Urmeeeres
Himalaya-Kristallsalz -
Herkunft, Wirkprinzipien und
Heilanwendungen

© Copyright 2002 by *sanoform*-Verlag
Alle Rechte vorbehalten
Bildnachweis Umschlag:
Design Studio Troisdorf

Gesamtherstellung: RMO, München
Printed in Germany 2002
ISBN 3-925502-19-X

Inhalt

Vorwort	7
Das Urmeer - Ursprung allen Lebens	11
Mit dem weißen Gold durch die Zeiten	18
Entstehung der Steinsalzlagerstätten	28
Was ist Salz?	30
Salzgewinnung	32
Salzverarbeitung	36
Bedeutung des Salzes für unseren Körper	40
Inhaltsstoffe von Kristallsalz	49
Warum Kristallsalz aus dem Himalaya?	56
Heilwirkungen von Salz	64
Äußerliche Anwendungen von Salz	68
Innerliche Anwendung von Salz: Sole-Trinkkur	77
Ein wichtiges Wort zum Wasser	83

Salz für die Schönheit	84
Salzkristalllampen	86
Salz in der Vollwertküche	88
Bücher	90
Bezugsquellen	92

Vorwort

Unser Gesundheitssystem gerät an seine Grenzen, sowohl wirtschaftlich als auch inhaltlich. Dem Machbarkeitswahn, der meinte, mit naturwissenschaftlichem Ansatz alle Krankheiten ausrotten zu können, folgt heute die Ernüchterung. Die modernen Ärzte haben mit Hilfe von Antibiotika verheerende Seuchen ausgerottet, sie sind dazu in der Lage, Menschen, die bereits klinisch tot sind, wiederzubeleben, und sie können sogar Herzen transplantieren. Doch den immer häufiger auftretenden Krebserkrankungen, den Allergien, den massenhaft verbreiteten chronischen Erkrankungen und sogar den banalen grippalen Infekten stehen sie machtlos gegenüber.

Langsam aber stetig setzt sich eine Rückbesinnung auf die altbewährten Heilmethoden durch, die man in den Wirtschaftswunderjahren als „altmodisch" und „überholt" schlichtweg vom Tisch gefegt hatte. In der ersten Begeisterung, Krankheit endlich mit rationalem Verstand besiegen zu können, übersah man zwei ganz wichtige Punkte: der Mensch ist ein lebendiges Wesen, keine Maschine, und er hat eine Seele.

Die traditionellen Heilweisen des Ostens haben sich das Wissen bewahrt, dass der Mensch ein Körper-Seele-Geist-Wesen ist, Krankheiten auf all diesen Ebenen entstehen können und deshalb auch auf allen Ebenen behandelt werden sollten. Die asiatische Heilkunde, insbesondere die Traditionelle Chinesische Medizin (TCM) und das Indische Ayurveda erfreuen sich immer größerer Beliebtheit unter Patienten und Therapeuten. Hier fühlt man sich wieder als ganzer Mensch wahrgenommen und verstanden.

Doch wir Europäer müssen gar nicht so weit in die Ferne schweifen. Auch unsere traditionelle Natur-Medizin hat bis ins 19. Jahrhundert hinein versucht, den Menschen in seiner Ganzheit zu behandeln. Bestes Beispiel dafür ist die Homöopathie.

Egal, welche Erfahrungsheilkunde wir betrachten, immer sind es neben Heilpflanzen und einer bewussten Ernährung die einfachen Grundbehandlungen mit Wärme, Kälte, Wasser und Salz, die die Therapien wesentlich bestimmen. In vielen Kurorten basiert die Behandlung auf der Reizsetzung mit Hilfe von Klima, Heilwasser, Meerwasser oder Sole. Sie spenden Lebenskraft und Energie und helfen dem Kranken, sein individuelles Gleichgewicht und damit seine Gesundheit wieder zu finden.

Salz aus dem Himalaya ist mehr als nur ein besonderes Lebensmittel. Es stammt aus einer Zeit, in der es noch keine menschengemachte Umweltverschmutzungen gab. Es ist so rein, wie es heute kein Lebensmittel mehr sein kann. In ihm sind Informationen aus dem Urmeer gespeichert, dem alles Leben entstammt. Im Kristallsalz ruht das Wissen vom idealen Milieu, in dem sich alle Lebewesen wohlfühlen. Mit seiner Hilfe finden unsere Körperzellen wieder in einen heilen, energievollen Urzustand zurück.

Salz ist von Alters her ein großartiger und angesehener Heiler. Ohne Salz ist kein Leben. Ich lade Sie ein, das Potential von Himalaya-Kristallsalz unvoreingenommen kennen zu lernen. Für mögliche Fehler bitte ich um Entschuldigung, über Hinweise freue ich mich ebenso wie über Zuschriften zu Erfolgen, die Sie persönlich mit Kristallsalz erzielt haben.

Troisdorf, April 2002

Dr. Jürgen Weihofen

Über den Autor:
Dr. Jürgen Weihofen ist Diplom-Oecotrophologe, Dozent und Fachautor im Bereich Gesundheit und Ernährung. Er betreibt in Troisdorf eine Praxis für Ernährungsberatung.

Hinweis:
Dieses Buch kann bei einer behandlungsbedürftigen Krankheit den Besuch eines Arztes oder Heilpraktikers nicht ersetzen. Die Anwendung der Informationen liegt in Ermessen und Verantwortung des Lesers, Verlag und Autor können keine Haftung übernehmen.

Das Urmeer – Ursprung allen Lebens

Wenn es darum geht, sich im Urlaub zu regenerieren, neue Energien zu tanken, Lebenskraft für den Alltag zu gewinnen, gibt es für ganz viele Menschen keine Alternative: sie fahren an's Meer. Wie magisch ziehen die Küsten die Menschen an. Es ist zum geflügelten Wort geworden: „Man fühlt sich reif für die Insel". Vom Meer umgeben zu sein ist ein alter Menschheitstraum, den sich heute dank Massentourismus immer mehr Menschen auch erfüllen können.

Der moderne Tourismus hat allerdings dazu geführt, dass einige Küstenstriche mit ihrem Tamm-Tamm und Hochhausburgen eher einer Großstadt gleichen. Und selbst dort kann man die Kraft und Faszination des Meeres noch spüren, die die Menschen immer wieder zum Strand zieht und sehnsüchtig zum Horizont blicken lässt, als ahnten sie, dass sich hier die Antwort auf alle Fragen des Lebens finden lässt.

Alte Seebäder und Kurorte am Meer belegen, dass die Medizin seit über 200 hundert Jahren die Heilkraft des Meeres benutzt, um Befindlichkeitsstörungen, viele chronische Erkrankungen der Haut und Atemwege sowie Allergien und Abwehrschwäche zu behandeln. Ein längerer Aufenthalt am Meer, in einem der vielen auf Salz basierenden Kurorte oder der Besuch einer Salzgrotte bringen oft die entscheidende Umstimmung und führen nicht selten zu dauerhaften Heilungen.

Sonne, Wind und das milde Reizklima begünstigen diesen Effekt. Entscheidend aber für die Behandlung ist das Meerwasser selbst und die salzhaltige Luft. Die Thalassotherapie setzt als moderne Variante, basierend auf alten Erfahrungen, alle diese Faktoren gezielt ein. Wie kommt es, dass uns Menschen das Meerwasser so gut tut? Wir sind doch Landlebewesen und keine Seefische. Besteht da eine tiefe Beziehung, deren Ursprung den meisten von uns nicht mehr bewusst ist?

Wenn wir die Entwicklung des Lebens zurückverfolgen, gelangen wir zum Anfang dieser Beziehung zwischen Meer und Mensch. Historisch gesehen war es Darwin, der entdeckte, dass wir Menschen am Ende einer ununterbrochenen Kette von Entwicklung und Evolution stehen.

Wir sind Lebewesen, die sich nach einem geheimen Plan des Lebens durch Abweichungen von den Vorfahren immer besser an die Umwelt angepasst und weiter entwickelt haben. Wir können diese Entwicklung bei der Entstehung jedes neuen Menschen noch heute genau nachvollziehen. Von der Befruchtung bis zur Geburt durchläuft jeder Embryo quasi im Schnelldurchgang die Stadien, die die Evolution in Millionen von Jahren zurückgelegt hat. Bis zur Geburt leben wir neun Monate im salzigen Fruchtwasser! Erst danach erfolgt der schockhafte Übergang zum Luft atmenden Landlebewesen.

Es steht schon in der Bibel, die moderne Wissenschaft hat es belegt. Alles Leben kommt aus dem Wasser, genauer gesagt, aus dem Urmeer. Das Meer bedeckt auch heute noch mit 70 % den größten Teil unseres Planeten, trockenes Land ist eher selten anzutreffen. Die Meere sind so groß und so tief, dass man rechnerisch das ganze Land darin verschwinden lassen könnte. Die größten Tiefen sind mit über 11.000 Metern viel tiefer als die höchsten Berge auf dem Land hoch sind.

Im Meerwasser sind nahezu alle Elemente und Stoffe zu finden. Es bildet mit einer Fülle an Substanzen den Nährboden, in dem vor vier Milliarden Jahren das Leben entstehen konnte. Erste Riesenmoleküle gewannen die Fähigkeit, sich selbst zu verdoppeln, sich also zu vermehren. Aus diesen Anfängen entstanden die ersten Mikrolebewesen im Urmeer. Später kam als wichtiger Schritt die Photosynthese hinzu, d.h. es wurde den ersten Lebewesen im Meer möglich, direkt aus dem Sonnenlicht Energie zu gewinnen, Meerespflanzen entstanden. Man glaubt heute zu wissen, dass die ersten Pflanzen Blaualgen waren.

Auf der Basis des pflanzlichen Lebens im Meer fußt die ganze Fülle des tierischen Lebens. Die Kleintiere des Meeres nutzen die Algen des Planktons als Nahrung. Krebstierchen, Krill und Flügelschnecken ernähren kleine Fische, diese wiederum größere und so weiter. Nur die größten Meeresbewohner, die Bartenwale und der Walhai, ernähren sich interessanterweise ebenfalls direkt vom Plankton.

Die Verwandtschaft der ersten Landpflanzen, Farne und Schachtelhalme mit Tangpflanzen aus dem Meer ist bekannt. Vom Meer aus eroberte das Leben das Land. Tiere folgten in diesen Lebensraum und passten sich an.

Aus der Perspektive des Menschen ist alles, was sich auf dem Land abspielt, von besonderer Bedeutung. Dabei besitzt das Land nur eine geringe biologische Aktivität im Vergleich zum Meer. Weite Teile sind Wüsten oder Berge, die wenig belebt sind. An Land spielt sich das Leben nur knapp unter bis wenige Meter oberhalb der Erdoberfläche ab, während es im Meer bis in große Tiefen vorgedrungen ist und fast das ganze Volumen besetzt. Man schätzt, dass 80 % der biologischen Aktivität auf unserem Planeten im Meer lokalisiert ist. Auch die Vielfalt der Lebensformen ist im Meer größer als an Land. Es gibt unendliche Wechselbeziehungen zwischen ihnen, zwischen flachen und tiefen Bereichen, zwischen nährstoffarmen und nährstoffreichen Zonen, zwischen warmen und kalten Regionen im Meer. Erst langsam beginnen wir die Bedeutung der Meere für Klima und Umwelt auf unserer Erde zu begreifen, und erahnen die immensen Gefahren, die von den Einflüssen der menschlichen Zivilisation darauf ausgehen und uns selbst wieder treffen können. Das Abschmelzen von Eis an Polen und Gletschern durch die stetige Erwärmung und der damit verbundene Anstieg der Weltmeere ist dabei nur ein Faktor unter vielen. Wegen des großen Volumens sind die Einflüsse der Meere auf das Klima gewaltig. Sie dämpfen Temperaturschwankungen, sind entscheidend für den Wasserkreislauf und lenken Winde und Wolken. Der Gasaustausch von Sauerstoff und Kohlendioxid mit der Luft ist enorm. Ohne Meere wäre ein Leben unter jetzigen Bedingungen nicht möglich. Und ohne das Urmeer gäbe es das Leben überhaupt nicht.

Warum ist das Meerwasser salzig? Meerwasser hat heute einen durchschnittlichen Salzgehalt von 3,5 %. Der Hauptbestandteil ist Natriumchlorid. Man findet aber grundsätzlich alle wasserlöslichen Minerale im Meerwasser. Quelle sind die gesteinsbildenden Minerale der Erdkruste, die nach und nach durch das Regenwasser gelöst werden und letztlich dem Meer zufließen. Flüsse tragen im Durchschnitt 0,1 g pro Liter Salz dem Meer zu. Das Salz verbleibt beim Verdunsten des Wassers im Meer und hat sich so über Jahrmillionen angereichert. Zusätzlich steigern noch vulkanische Ausbrüche auf dem

Meeresboden und vom Wind eingebrachte Substanzen aus der Atmosphäre den Salzgehalt des Meerwassers. Dieser Prozess der Versalzung der Meere schreitet ständig fort.

Der Mensch besteht wie die Erdoberfläche zu 70 % aus Wasser. Unser Körper braucht gelöste Mineralien und Spurenelemente, da sich unsere Körperzellen quasi immer noch in einem Milieu am wohlsten fühlen, welches dem Meerwasser gleicht. Der Druck in den Zellen wird durch Kalium aufrecht erhalten, ohne den Gegenspieler Natrium außerhalb der Zellen würde das System zusammenbrechen. Jeder weiß, dass man Wasserverluste nicht alleine mit reinem H_2O ausgleichen sollte, sondern auch Salz zuführen muss. Isotonisch ist der Fachausdruck für Getränke, die genauso viel Mineralien liefern, wie in unserem Blut vorhanden sind. Blutverluste können nur mit einer Kochsalzlösung, nicht mit reinem Wasser, ausgeglichen werden. Wenn man sich das bewusst macht, wird klar, dass es auch für uns an Land lebende Menschen eine besondere Beziehung zum Meerwasser gibt. Es ist unsere Heimat, die Mutter unseres Lebens.

Mit dem weißen Gold
durch die Zeiten

Prähistorische Zeit

Dass Salz lebensnotwendig, ist wussten die Menschen früher ganz instinktiv, genau wie die Tiere. Pflanzenfresser decken ihren Bedarf an Salz durch die Aufnahme stark mineralhaltiger Pflanzen, Fleischfresser bekommen durch die Beutetiere genug. Salz ist für uns Menschen genauso ein echtes „Lebensmittel" wie das Wasser. Das Ur-Verlangen nach Salzaufnahme wird heute allerdings durch das oft übermäßige Salzen von Speisen in der Küche, aber besonders bei industriell hergestellten Fertigprodukten, meist überbefriedigt. Denn einfaches Kochsalz ist heute überall verfügbar, billig und fehlt an keiner pikanten Speise.

Früher war das anders. Eine ausreichende Salzzufuhr war für Menschen in Küstennähe nie ein Problem. Mit dem Verzehr von gefangenem Fisch und anderen Meeresfrüchten wird dem Körper bereits viel Salz zugeführt. Man kann durch Eintrocknen des Meerwassers Salz gewinnen oder das Meerwasser in geringen Mengen trinken, so wie es Seefahrer früher taten. Noch heute werden in Seebädern Meerwasser-Trinkkuren verordnet.

Der Transport von am Meer gewonnenem Salz ins Landesinnere war früher mühsam und voller Gefahren. Salz ist schwer und empfindlich gegenüber Feuchtigkeit. Es musste vor zu viel Luftfeuchtigkeit oder gar Regen geschützt werden. Folglich war Meersalz im Landesinneren eine Kostbarkeit und viel teurer als heute. Die weiten Handelswege der Händler sind noch als „Salzstrassen" bekannt.

Manchmal fanden die Menschen salzhaltige Quellen und dadurch eigene Lagerstätten von Salz. Sie hüteten diese kostbaren Orte sorgfältig als Geheimnis, da das Salz einen großen ökonomischen Wert darstellte. Quellen für Salz zu besitzen bedeutete eine sichere Einnahmequelle. Ja, Salz war mit Geld gleichzusetzen. Römische Söldner wurden zum Teil mit Salz bezahlt; der englische Begriff „salary" für Monatsgehalt zeugt noch heute davon.

Salz machte Kaufleute und Städte reich, war ein begehrtes Handels- und Machtobjekt. Es bestimmte das Leben früher so sehr, dass viele Städtenamen noch heute davon zeugen: Salzburg, Salzgitter, Bad Salzuflen und auch Schwäbisch Hall, Halle oder Bad Reichenhall, denn das indo-germanische Wort für Salz war „Hal". Große Verbindungswege, aus denen später Landstraßen wurden, tragen oft noch Namen wie Hellweg, was einfach Salzstraße bedeutet.

Das deutsche Wort Salz stammt ab vom lateinischen Wort „Sal", welches von „Sol" abgeleitet ist. Eine salzige Lösung bezeichnen wir als Sole, was gleichzeitig auch Sonne heißt. Ohne die Sonne kann das Salz gar nicht aus dem Meerwasser gewonnen werden. Die Energie der Sonne, die das Wasser verdampft, ermöglicht die Salzkristallisation. Im Salz steckt immer gespeicherte Sonnenenergie.

Das indo-germanische Wort „Hal", daraus abgeleitet „Haal" oder „Hall", bedeutet neben Salz auch Schwingung oder Ton. Man kennt den „Nachhall" in großen Räumen. Hal bedeutete für die Kelten außerdem heil und heilig, was deutlich macht, dass schon unsere Vorfahren im Salz mehr sahen als totes Mineral. Schwingung ist reine Information, die über das Stoffliche hinaus geht. Hier klingt ein geheimes Wissen aus alter Zeit an, welches verloren ging und heute mühsam wieder freigelegt werden muss. Es korrespondiert mit Erkenntnissen über Steuerungsprozesse in unserer Körper-Geist-Seele-Einheit, die wir uns z.B. in der Homöopathie zu Nutze machen: die wirksamste Medizin ist die, die nach dem Potenzieren chemisch gesehen gar keinen Wirkstoff mehr enthält, sondern nur noch Information. Und Vermittler ist immer das Wasser, welches Informationen auch in schwächster Verdünnung = höchster Potenzierung weiterträgt. Salz stammt immer aus Wasser und wird auch wieder in Wasser gelöst. Benutzen wir Salz aus heutigen Meeren, steckt darin leider auch die Information über alle eingeleiteten Abwässer und Belastungen. Salz aus dem Urmeer, welches 250 Millionen Jahre unberührt tief unter der Erde lagerte, ist frei von solchem „Wider-Hall" und bringt in uns eine Saite zum klingen, die man mit „Sehnsucht nach Heil und Heimat" nur ganz unvollkommen beschreiben kann.

Die Menschen kannten zu Beginn der Zivilisation wenige Methoden, Lebensmittel haltbar zu machen. Das Einlegen in Salz war eine davon. Besonders Fleisch und Fisch wurden mit Salz konserviert und dadurch als Nahrungsvorrat haltbar gemacht. Man hatte erkannt, dass Salz organischen Stoffen Wasser entzieht. Dadurch tötet es gefährliche Mikroorganismen ab, die sich sonst begierig auf totes Eiweiß stürzen. In Salzfässern konnte man Fisch und Fleisch lagern und über den Winter bringen. Für Schiffsbesatzungen waren diese Vorräte lebenswichtig. Aber auch Gemüse wurde mit Salz eingelegt. Sauerkraut kennen wir heute noch als mit Salz eingelegtes Gemüse. Früher wurden auf die gleiche Weise auch Gurken, Bohnen, Zwiebeln und andere Gemüsesorten für den Winter zwischen Salzschichten oder in einer Salzlake haltbar gemacht. Als Gepökeltes ist mit Salz konserviertes Fleisch auch heute noch gebräuchlich.

Salz im Altertum

Die erste Überlieferung über die Heilwirkung von Salz stammt aus dem Ägypten des dritten vorchristlichen Jahrhunderts und geht auf den berühmten Baumeister und Arzt Imothep zurück. Sie beschreibt, dass Salz Wunden austrocknet und damit der Entstehung Entzündungen vorbeugt.

Salz genoss im Altertum eine so große Wertschätzung, dass es als heiliges Element oder Göttergabe angesehen wurde. Der Bund Gottes mit seinem auserwählten Volk wurde „durch das Salz von Jahwe" besiegelt, wie das alte Testament berichtet. Salz spielt als Sinnbild für ein Element, welches Leben erhält und Licht und Heil spendet, in der zentralen Botschaft des neuen Testamentes, nämlich der Bergpredigt, eine wichtige Rolle: „Ihr seid das Salz der Erde. Wenn das Salz aber schal geworden ist, womit soll man salzen?" Salz wird in der Kirche heute noch beim Taufritus verwendet.

Als Alexander der Große zwischen 356 und 323 vor Christus über Vorderindien bis zum indischen Subkontinent vorstieß, entdeckte er die Lagerstätten des rötlichen Kristallsalzes im Himalaya. Dieses Salz wurde als so kostbar erkannt, dass man damit begann, es abzubauen und unter unvorstellbaren Strapazen mit Elefanten über das Hindukush-Gebirge nach Europa zu transportieren. Dieses kostbare Salz blieb als „Kaisersalz" der kaiserlichen Familie vorbehalten.

Salz war im Altertum nicht nur ein lebenswichtiges Nahrungsmittel, sondern auch Heilmittel. Dioskurides, berühmter Arzt römischer Kaiser, beschreibt die Bedeutung von Salz so: „Salz gehört zu jeder Mahlzeit, und wer es sinnvoll darein tut, wird ein langes Leben haben, es fröhlich genießen, sich zum Wohle, zum Wohle der Fortpflanzung in der Familie und zum Wohle des Gemeinwesens, denn Salz ist das Leben selbst." Er empfahl Salz als Abführmittel, warme Meerwasserumschläge bei Hautleiden. Als kräftigstes Salz empfahl er bereits das Steinsalz.

Salz im Mittelalter

Salz spielte auch im mittelalterlichen Brauchtum und bei den Tischsitten eine große Rolle. Gastfreundschaft drückte man dadurch aus, dass man mit jemandem Brot und Salz teilte. Salz wurde auf dem Tisch in kostbaren Gefäßen präsentiert. Die Platzierung des Salzgefäßes auf dem Tisch entsprach dem Ansehen und der Rangfolge der Gäste. Salz wurde am Tisch vom Block abgeschlagen und zerkleinert. Erst ab dem 19. Jahrhundert stand das weiße, rieselfähige, feine Salz zur Verfügung. Das frühere Salzfass wurde ersetzt durch Gefäße mit gelochtem Deckel ersetzt, aus denen man das Salz direkt auf die Speisen streuen konnte.

In den salzhaltigen Quellen, sogenannten Solequellen, trat der kostbare Rohstoff auf natürlichem Weg zu Tage. Man unterstützte die Salzgewinnung zunächst durch Menschenkraft mit Schwingbaum und Schöpfeimer. In Bad Reichenhall wurden ab dem 14. Jahrhundert mechanische Schöpfwerke mit umlaufenden Ketten eingesetzt (sogenannte Paternosterwerke), um die Sole durch einen Brunnenschacht zu fördern. Der Salzgehalt der Sole lag im Durchschnitt bei 21,3 % (25,6 % ist der maximale Salzgehalt der gesättigten Sole). In Sudhäusern wurde durch das Verdampfen aus der Sole das Salz gewonnen. Das in der Pfanne ausgesottene Salz musste anschließend in Dörrhäusern getrocknet werden. Sole mit geringem Salzgehalt konzentrierte man, um Brennholz zu sparen, durch die sogenannte Gradiertechnik. Zunächst ließ man die Sole über Stroh herabrieseln, später über Schwarzdorn. Diese Gradierwerke werden heute noch in vielen Kurorten zu therapeutischen Zwecken betrieben: sie reichern die Luft mit Salz an. Eingeatmet lindert diese salzhaltige Luft diverse Atembeschwerden.

1611 brach zwischen dem Herzogtum Bayern und dem Erzbistum Salzburg ein regelrechter „Salzkrieg" aus. Erst 1829 wurde mit einem „Salinenvertrag" der Streit um das Salz endgültig beigelegt.

Der berühmte Arzt Paracelsus vertrat im 16. Jahrhundert die Ansicht, dass nur Gesalzenes richtig verdaut werden kann. Er empfahl Salz zur Wundbehandlung und Solebäder bei Hautkrankheiten.

Heilkunst und Alchemie waren zu Zeiten Paracelsus' kein Widerspruch. Er erhob das Salz in seinem umfassenden Welterklärungssystem, welches Mikro- und Makrokosmos zueinander in Beziehung setzte, in den Rang eines Grundelementes. Für ihn stand Salz zwischen den zwei anderen Sekundärelementen Schwefel und Mercurius (= Quecksilber) und verband dadurch das feurige Prinzip (Schwefel entzündet sich leicht) mit dem flüssigen Prinzip (Quecksilber ist flüssig, verdampft und kondensiert wieder). Selbst stand das Salz für das Unverdampfbare und Unschmelzbare (= Erde), also für die Asche bzw. die Mineralstoffe. Wenn man bedenkt, dass Salz heute tatsächlich der Ausgangsstoff für den größten Teil der chemischen Industrie darstellt, hatte Paracelsus mit seiner Sichtweise in gewisser Weise durchaus Recht.

Entstehung der Steinsalzlagerstätten

Die meisten Salzlagerstätten der Erde sind in der Zeit von vor 250 bis 230 Millionen Jahren entstanden. Im Erdzeitalter Perm gab es die heutigen Kontinente noch nicht. Die hauptsächliche Landmasse bildete den einen zusammenhängenden Riesenkontinent Pangäa. Europa lag darauf um 30 bis 40 Breitengrade nach Süden verschoben in der Nähe des Äquators, Indien noch weiter südlich. Im Laufe der Erdgeschichte hoben sich die Erdteile, Meere trockneten aus. Vom Urmeer durch die Landanhebungen abgeschnittene Flachmeere und Lagunen wurden in einem heißen, wüstenähnlichen Trockenklima von der Sonne eingedampft. Solche Absetzbecken waren dabei durch eine Barre oder Schwelle weitgehend vom freien Rückfluss der schweren Salzsole und den Zufluss frischen Meerwassers abgeriegelt. Da die verschiedenen Salzmineralien unterschiedlich gut in Wasser löslich sind, fallen sie auch zu unterschiedlichen Zeiten aus der Lösung aus. Zuerst setzen sich der schlecht lösliche Gips, dann Calciumsulfat und als letztes, wenn schon ein Großteil des Meerwassers verdampft ist, das Natriumchlorid. Das kristallisierende Salz des Meerwassers blieb

zunächst als kleine Körnchen liegen. Salzablagerungen wuchsen zum Teil zu erheblichen
Schichtstärken, und geologische Veränderungen
bedeckten sie mit Staub und Erde.

Der Urkontinent zerbrach, die getrennten Kontinente begannen, sich auf den zähflüssigen tieferen Erdschichten zu verschieben. Die Konti-
nentalplatten drückten an manchen Stellen gegeneinander und falteten dort Gebirge auf.
Durch diese Bodenverschiebungen gelangten die
Salzablagerungen an manchen Stellen weit unter
die Erdoberfläche, wurden dort großem Druck
ausgesetzt und verdichteten sich.

Was ist Salz?

Salze sind Verbindungen aus kleinsten, negativ und positiv geladenen Teilchen, den sogenannten Ionen. Kochsalz besteht aus positiv geladenen Natrium- und negativ geladenen Chlorionen, die ein kubisches Raumgitter bilden. Die jeweiligen Flächengitter aus Natrium- bzw. Chlorionen sind ineinandergestellt und um eine halbe Kantenlänge der Elementarzelle in zwei Richtungen verschoben. Die üblichen würfelförmigen Kristallgittermodelle sind stark idealisiert. In Wirklichkeit berühren sich die Elektronenwolken der positiven Natrium- und der negativen Chlorionen. Jedes Ion ist in Form eines Oktaeders von sechs Ionen der anderen Art umgeben. Mit modernen Messungen gelang die genaue Bestimmung der Kantenlänge einer Elementarzelle. Ein Kubikzentimeter Kristallsalz enthält demnach $1,8 \times 10^{22}$ Elemantarzellen (dies ist eine Zahl mit 22 Nullen).

Die chemische Bezeichnung ist Natriumchlorid, die Formel NaCl. Kochsalz ist nicht das einzige Salz. Weitere Salzmineralien sind z.B. Sulfate wie Gips oder Carbonate wie Kalk. Das Mineral aus NaCl wird international als „Halit" bezeichnet. Die Kristalle sind würfelförmig und in ihrer Reinform farblos. Beimischungen anderer Stoffe können verschiedene Färbungen bewirken. Rötliche, gelbliche und braune Farbtöne entstehen durch winzig kleine Einschlüsse von Eisenoxiden, z.B. von Hämatit oder Limonit. In Ausnahmefällen sind Kantenlängen der Kristalle bis zu einem Meter bekannt. Beim Spalten von Steinsalz brechen die Kristalle parallel der Würfelflächen; es entstehen immer rechteckige Würfel oder rechtwinklige Quader. Je kleiner die gebrochenen Kristalle sind, um so weniger ist die ursprüngliche Farbgebung zu sehen. Das Licht scheint dann weniger hindurch, sondern wird mehr an den Kanten gebrochen – die Kristalle erscheinen dadurch als weiß.

Salzgewinnung

Salzgewinnung aus Meerwasser

Das Trocknen von Meerwasser ist wohl die älteste Methode zur Salzgewinnung. Sie ahmt das nach, was in der Natur bei günstigen Bedingungen auch passiert und wodurch die größten Salzlagerstätten mit Salz aus dem Urmeer entstanden sind. Heute werden mit der gewerblichen, systematischen Gewinnung von Meersalz in Salinen weltweit noch ca. 50 Millionen Tonnen Meersalz erzeugt.

In flachen Uferzonen sind mindestens drei flache Becken hintereinander angelegt und durch absperrbare Durchlässe miteinander verbunden. Meerwasser wird in das erste Becken eingelassen, durch Verdunsten steigt der Salzgehalt. Die Sole wird in das jeweils nächste, etwas kleinere Becken geleitet und so stufenweise konzentriert. Im letzten Becken kristallisiert das Salz aus und wird zu großen Haufen zusammengezogen.

Bei der gewerblichen Meersalzgewinnung bewirkt das mehrmalige Konzentrieren und das mechanische Zusammenschieben des kristallisierenden Salzes eine Selektion der verschiedenen Salze mit dem Ergebnis, dass fast ausschließlich Natriumchlorid gewonnen wird, während die begleitenden Salze und Elemente durch dieses Verfahren weitgehend ausgesondert werden.

Salzgewinnung aus Quellsole, Sinkwerken und Tiefbohrungen

Natürliche Wasserquellen sind salzig, wenn das Wasser zuvor salzführende Schichten durchflossen hat. Aus salzhaltigem Quellwasser, auch Quellsole genannt, wurde früher durch Sieden Salz gewonnen. Seit dem 16. Jahrhundert gab es Versuche, durch Graben von Brunnenschächten gezielt salzhaltiges Wasser zu fördern. Noch früher versuchte man, Salzlagerstätten in Bergen durch das Einleiten von Süßwasser in sogenannten Sinkwerken auszubeuten. Das Wasser löste das Salz und wurde aus tieferen Schichten wieder über Tage geleitet und im Tal zur Saline befördert.

Heute wird gesättigte Sole aus Tiefbohrungen mit einem doppelwandigen Rohrsystem gefördert. Süßwasser wird durch das Außenrohr in das Salzlager eingepumpt, die gesättigte Sole steigt durch den Wasserdruck im Innenrohr auf.

Allen drei Gewinnungsverfahren ist gemeinsam, dass das kristalline Salz zunächst in Wasser gelöst und anschließend als reines Siedesalz wieder kristallisiert wird. Bereits seit dem Mittelalter wurde das Sieden mit Pfannen auch als Trennprozess betrieben. Man ließ die Sole in der Pfanne „socken", die Sieder schaufelten die Salzkristalle aus der Pfanne. Verunreinigungen sowie Magnesium- und Calciumsalze, die das Siedesalz gelblich machen und bitter schmecken lassen, reicherten sich in der Sole an, wurden somit abgetrennt.

Trockener Steinsalzabbau

Das vom Urmeer abgelagerte Steinsalz lagert teilweise tief unter der Erdoberfläche. An günstigen Stellen tritt es aber auch zu Tage und wird nachweislich bereits seit prähistorischer Zeit dort von den Menschen abgebaut. Seit ca. 1.000 v. Chr. ist ein systematischer bergmännischer Abbau nachzuweisen. Wurde zunächst nur per Hand gearbeitet, setzte man später beim in immer größere Tiefen vordringenden bergmännischen Abbau mechanische Hilfsmittel ein. Heute werden fast überall Bohr- und Sprengmethoden eingesetzt sowie Bagger und LKW´s zum Abtransport. Es gibt nur noch wenige Salzminen auf der Welt, in denen das Kristallsalz noch ohne diese technischen Hilfsmittel gebrochen wird. In den pakistanischen Salzstöcken des Himalaya ist dies der Fall. Man sollte jedoch Schilderungen, nach denen das Salz dort alleine „von Hand" oder „händisch" gebrochen wird, nicht allzu ernst nehmen. Natürlich können menschliche Hände alleine ohne Werkzeug kristallines Salz nicht aus der Erde brechen. Wenn keine Sprengungen und Großgeräte eingesetzt werden, ist der Abbau mit Hilfe von Handwerkzeug die schonendste Methode für das hochwertigste Kristallsalz, die realistisch machbar ist und garantiert werden kann. Am wichtigsten ist dabei, dass möglichst große, unzerstörte Kristalle gewonnen werden und das Salz danach nicht aufgelöst und in einer Rekristallisationsanlage zu reinem Siedesalz weiterverarbeitet wird, wie dies leider in der industriellen Salzgewinnung geschieht. Raffiniertes Siedesalz ist zu 99,9 % Natriumchlorid, d.h. ihm sind sämtliche Begleitmineralien sowie sämtliche Informationen entzogen.

Salzverarbeitung

Es gibt naturbelassene Meersalze, die nicht raffiniert sind. Allerdings findet alleine durch das Gewinnungsverfahren eine Selektion in Richtung reines Kochsalz statt, so dass in Salinen gewonnenes Meersalz nie das ganze Spektrum der im Meerwasser gelösten Stoffe aufweisen kann.

Bergmännisch abgebautes Salz wird heute in der Regel zunächst in Wasser gelöst und dann genauso gewonnen und raffiniert wie mit Hilfe von Wasser als Sole gelöstes Salz aus Solequellen oder Tiefbohrungen. Heute versiedet die Sole nicht mehr wie früher in offenen Pfannen, sondern in geschlossenen Verdampferbehältern vollautomatisch in einem kontinuierlichen Prozess. Nebensalze werden vorher durch Zugabe von Kalk und Soda aus der Sole entfernt, fertiges Speisesalz beinhaltet zwischen 99,95 und 99,99 % reines Natriumchlorid. Mit Prozessdampf wird die Sole zum Sieden gebracht, der sich absetzende Salzbrei wird in Zentrifugen entwässert und mit Heißluft getrocknet. Durch „Kompaktieren" und Beimischen von Zusatzstoffen wie Trenn- und Rieselmittel werden

sowohl die von der chemischen und der Nah-
rungsmittelindustrie gewünschten Salzprodukte
hergestellt als auch das normale, für den Haus-
haltsgebrauch bestimmte Speisesalz. Die Salzkristalle sind in der Regel, damit sie schön aus
dem Salzstreuer rieseln, überzogen mit Natri-
umkarbonaten (E 500), Siliziumdioxid (E 551)
oder Natriumferrocyanid (E 535).

Im Gegensatz zum Mittelalter, in dem es in
Mitteleuropa an 150 Orten Salinen oder Salz-
bergwerke gab, von denen manche nur wnige
hundert Zentner Salz im Jahr förderten, konzentriert sich die Salzgewinnung in Europa
heute auf einige wenige Großbetriebe, die jeweils mehrere hunderttausend Tonnen Salz im
Jahr erzeugen. Einzelne Betriebe bringen es auf
über hundert Salzprodukte, die sich alle in Körnung und Zusammensetzung unterscheiden.

Als Speisesalz wird eine Körnung zwischen 0,2
und 0,8 mm angestrebt. Noch feineres Staubsalz
mit Korngrößen unter 0,1 mm wird bei der Be-
reitung von Wurst- und Käsesorten verwendet.
Pökelsalz für die Fleisch- und Wurstverarbei-
tung bekommt einen Zusatz von 0,5 bis 0,6 %
Natriumnitrit. In Dampfpfannen erzeugtes grob-

körniges Salz wird für Laugenbrezeln und Salzmühlen hergestellt.

Aus der Zeit der fürstlichen Salzmonopole hatte sich die Salzsteuer bis in die Neuzeit erhalten. Nicht für die menschliche Ernährung gedachtes Salz musste deshalb mit Zusätzen wie Eisenoxid vergällt werden. Viehsalz und Streusalz für den Straßenverkehr wurden so für den menschlichen Genuss unbrauchbar gemacht und konnten ohne Belastung durch die Salzsteuer in den Verkehr gebracht werden.

Wer für die eigene Ernährung und für Heilanwendungen auf ein im wahrsten Sinne des Wortes ursprüngliches Salz mit allen Begleitmineralien Wert legt, in der die 250 Millionen Jahre alten Kristallstrukturen in möglichst unveränderter Form vorliegen, wird auf in Salinen gewonnenes und raffiniertes Salz verzichten. Bevorzugen Sie das reine Kristallsalz, bergmännisch gebrochen, nicht aufgelöst und rekristallisiert, sondern unverfälscht als natürliche Brocken oder nur wenig zerkleinert als Granulat. Für Speisezwecke mahlt man dieses erst kurz vor der Verwendung frisch mit der Salzmühle. Solches Kristallsalz bringt eine besondere Würze an die Speisen, die über das reine Geschmacksempfinden „salzig" hinaus geht. Für äußerliche oder innerliche Heilzwecke kommt raffiniertes Salz so wie so nicht in Frage. Da man sich zu Heilzwecken den natürlichen „Meereseffekt" zumindest annähern will, verwendet man dazu ein Salz, welches möglichst viele der im Meerwasser gelösten Stoffe liefert. Wer davon überzeugt ist, dass die Natur das Beste liefert, hat auch eine Meinung zu künstlich jodiertem und fluoridiertem Salz, so dass sich an dieser Stelle eine Diskussion darüber wohl erübrigt.

Bedeutung des Salzes für unseren Körper

Wie wichtig das Salz für unseren menschlichen Organismus ist, lässt sich am Beispiel der Kochsalzlösung verdeutlichen. Vom schottischen Arzt William Brooke O´Shaugnessey stammte der Vorschlag, den bei Cholerapatienten durch Durchfälle verursachten großen Salz- und Flüssigkeitsverlust mit Hilfe einer intravenösen Kochsalzlösung auszugleichen. 1832 wurde diese Methode erstmals erfolgreich angewendet.

Heute verwendet man in der Medizin als Standard-Infusionslösung, die mit einem Salzanteil von 0,9 % genau den Flüssigkeitseigenschaften des Blutplasmas entspricht. Für große Blutverluste ist die isotonische Kochsalzlösung eine oft lebensrettende Erstmaßnahme. Sie ist Trägerlösung für die meisten Arzneimittel-Infusionen, kann aber auch unter die Haut oder in die Muskeln injiziert werden. Aufgrund ihrer Ähnlichkeit mit Körperflüssigkeiten sowie der guten Verträglichkeit eignet sie sich hervorragend für Einläufe und Spülungen, z.B. bei Katheter-Eingriffen, im Magen-Darm- und Blasenbereich.

Nasenspülungen werden ebenfalls nur mit Salzlösungen durchgeführt.

Wieso wirkt eine isotonische Lösung auf Körperzellen anders als reines Wasser? Die Erklärung liegt in der Funktion der äußersten Zellschicht, der Zellmembran. Sie hat zwei lebenswichtige Funktionen: Sie gewährleistet eine Abgrenzung nach Außen, gleichzeitig ist sie für den Stoffaustausch zuständig. Nahrung und Energiezufuhr gelangen über sie in das Zellinnere, Abbaustoffe des Zellstoffwechsels werden von ihr ausgeschieden. Die Membran ist zu diesem Zweck für Wasser und gelöste Stoffe selektiv durchlässig. Man bezeichnet sie deshalb auch als semipermeable Membran. Im Innern einer Zelle hält sie einen bestimmten Druck aufrecht, in dem Wasser durch gelöste Salze gebunden wird.

Gibt es ein Gefälle unterschiedlicher Lösungsgrade, besteht die Tendenz des Ausgleiches: gelöste Stoffe wandern in Richtung der niedrigeren Konzentration, Wasser in Richtung der höheren. Ist eine Zelle von reinem Wasser umgeben, besteht also die Gefahr des Stoffverlustes aus der Zelle heraus. Sie kann sich nur mit

Energieaufwand eine gewisse Zeit dagegen wehren, dann droht der Zellkollaps und dadurch der Zelltod. Sind außerhalb der Zelle aber genauso viele Stoffe gelöst wie im Inneren, besteht diese Gefahr nicht. Zuviel Salz außerhalb der Zelle ist ebenfalls schädlich: das würde Wasser anziehen und die Zellen quasi austrocknen. Die isotonische, d.h. osmotisch genau richtige Lösungskonzentration, verhält sich neutral und führt zu keinen Zellstoffwechsel- und Druckproblemen.

Hierin liegt auch der Grund für die richtige Dosierung der Salzaufnahme des menschlichen Körpers. Zu wenig Salz lässt den Blutdruck sinken und führt zu Fehlfunktionen. Mindestens 5 bis 6 Gramm Natriumchlorid braucht der Körper täglich, um Verluste auszugleichen. Ein Zuviel an Kochsalz können die meisten Menschen durch Ausscheidung über die Nieren regulieren, so lange genug Wasser zugeführt wird. Bei einer zu großen Zufuhr versagt dieser Regelungsmechanismus, es kommt ebenfalls zu gravierenden Fehlfunktionen. Man kann also an zu wenig Salz sterben, aber auch an zu viel. Ein allgemein harmloser Stoff wie Kochsalz kann einen Menschen umbringen, es kommt nur auf die Menge an. Dieses Beispiel belegt sehr deutlich die weise Erkenntnis von Paracelsus, dass es alleine die Dosis ausmacht, ob ein Stoff Gift ist oder nicht.

Das richtige Maß zu finden gilt auch in der Ernährung als Kunst. Das betrifft einzelne Lebensmittel: viel Abwechslung und Maß halten bei bevorzugten Lieblingsspeisen und Getränken ist eine simple, aber praktisch gar nicht so einfach umsetzbare Ernährungsregel für mehr Gesundheit. Die Regel vom richtigen Maß betrifft aber auch die Inhaltsstoffe in den Nahrungsmitteln. Wir wissen von vielen Stoffen, wie viel der Körper davon benötigt und wo die Grenze zum Ungesunden - nach unten und nach oben - liegt.

Kochsalz oder Natriumchlorid gehört zu den lebensnotwendigen Mineralstoffen, die unser Organismus zum Aufbau und zur Funktionserhaltung unverzichtbar benötigt. Im Wasser, also auch in allen Körperflüssigkeiten, zerfällt das Natriumchlorid in die beiden elektrisch gegensätzlich geladenen Teilchen $Na+$ und $Cl-$, die man Ionen oder auch Elektrolyte bezeichnet. In Blutplasma, Lymphe, intra- und extrazellulärem

Raum sind diese beiden Elektrolyte die am häufigsten vorkommenden. Ca. 160 Gramm Kochsalz befindet sich insgesamt in den Körperflüssigkeiten des Menschen. In Knochen, Sehnen und Knorpeln ist ungefähr noch einmal die Hälfte davon lokalisiert. 97 % des gelösten Natriumchlorids befinden sich außerhalb der Körperzellen im extrazellulären Flüssigkeitsraum. Die Hauptaufgabe des Salzes ist hier, den osmotischen Druck aufrecht zu erhalten. Die ständig wechselnde Verteilung der Elektrolyte im Organismus bestimmt die Fließrichtung des Wassers. Der Wasser- und der Elektrolythaushalt sind auf's engste miteinander verbunden. Ionenpumpen schleusen ständig unter Energieaufwand Natrium aus den Zellen hinaus und Kalium hinein.

Doch nicht nur das körpereigene Wasser und die darin gelösten Salze müssen für ein optimales Funktionieren des Organismus im Gleichgewicht sein, sondern auch Säuren und Basen. Der Säure- oder ph-Wert des Blutes wird präzise konstant gehalten, was beim laufenden Stoffwechselbetrieb eine ständige Regulation erfordert. Um Säureüberschüsse neutralisieren zu können, hält unser Körper ausreichende Mengen der Mineralstoffe Natrium, Kalium und Magnesium zur Verfügung, um rasch basenbildende Verbindungen produzieren zu können.

Natrium ist an der Erregbarkeit von Nerven und Muskeln beteiligt und der Aktivierung von Enzymen. Die Chlorionen ermöglichen die für eine gute Verdauung notwendige hohe Säurekonzentration im Magensaft.

Kochsalzmangel führt zu folgenden Störungen:

Übelkeit, Erbrechen, Krämpfe, Ermüdbarkeit, verminderte Elastizität und Dehydration der Haut, Blutdrucksenkung bis zum Kreislaufkollaps (besonders bei lang anhaltenden Durchfällen, Erbrechen, starkem Schwitzen oder Einnahme harntreibender Mittel), Apathie, Koma.

Zu viel Kochsalz kann zu folgenden Störungen führen:

Wasseransammlungen im Gewebe (Ödeme), Bluthochdruck, Störungen der Nerven- und Gehirnfunktion. Die Aufnahme von 150 bis 200 Gramm Kochsalz kann beim Menschen akut tödlich wirken.

Innerhalb von 14 Tagen wird die Hälfte des Natriumchlorids ausgetauscht. Es geht verloren über die Niere, den Schweiß und den Darm.

Die Beziehung zwischen Kochsalz in der Nahrung und Bluthochdruck wird heute nicht mehr so einseitig gesehen wie früher. Man hat erkannt, dass bei gleicher Salzzufuhr Menschen ganz unterschiedliche Blutdrücke aufweisen. Viele Menschen reagieren auf eine Erhöhung der Salzzufuhr nicht mit erhöhtem Blutdruck, ihr Körper reguliert das durch vermehrte Ausscheidung. Bei ca. 80 % der unter zu hohem Bludruck Leidenen ist die Ursache erblich bedingt. Nur wenige Menschen reagieren sehr sensibel auf Salz in der Nahrung. Bei diesen sollte natürlich die Zufuhr beschränkt werden. Eine streng natriumarme Diät wird heute aber nur noch ganz selten verordnet. Bei den meisten Bluthochdruckpatienten liegt die Ursache nicht beim Salz und es hat bei ihnen auch keinen messbaren Einfluss, ob sie viel oder wenig Salz zu sich nehmen. Sinnvolle Lebensänderungen senken den Blutdruck: Gewichtsreduktion, Bewegung, Aufgabe des Rauchens, Reduktion des Alkoholkonsums. Entspannungsmethoden sind auch in der Lage, zu hohen Blutdruck zu reduzieren.

Grundsätzlich ist festzustellen, dass wir heute mit der durchschnittlichen Ernährung mehr Salz zu uns nehmen als es der Mindestbedarf erfordert. Das liegt vor allem daran, dass wir viel verstecktes Salz essen in Wurst- und Fleischwaren, Käse, Brot, Snacks, Saucen und Fertigkost. Fast-Food und industriell gefertigte Nahrungsmittel sind ebenfalls meist sehr stark gesalzen, alleine schon, um den sonst oft gänzlich fehlenden Geschmack zu kaschieren. Kantinen- und Restaurantessen sind auch oft übersalzen. Fritten, pikante Snacks, Salzstangen, Erdnüsse oder Chips kommen nicht ohne viel Salz aus.

Zum gesundheitlichen Problem wird die hohe Salzaufnahme erst dadurch, wenn dabei das hier verwendete Salz in der Regel raffiniertes, reines Natriumchlorid ist und nichts liefert außer Natrium und Chlorid. Dann fehlen darin die Begleitmineralien und Spurenelemente, wie sie in der Natur im Kristallsalz vorkommen.

Wenn Sie Ihre Ernährung bewusst gesund gestalten möchten, sollten Sie möglichst den Verzehr des versteckten Salzes einschränken und durch rein natürliches Kristallsalz ersetzen. Dieser komplette Austausch bringt den besten gesundheitlichen Effekt, nicht nur die zusätzliche Zufuhr von Kristallsalz. Dies betrifft auch das Trinken von Salzsole innerhalb der sogenannten „Sole-Trinkkur". Wenn dafür auf verstecktes raffiniertes Salz verzichtet wird, ist von Seiten der Ernährungswissenschaft gegen eine Salzkur nichts einzuwenden. Als wenig sinnvoll erscheint es dagegen, eine geringe Menge vollwertiges Salz auf des viele „wertlose" noch „obendrauf zu setzen".

Inhaltsstoffe von Kristallsalz

Normales Speisesalz oder Tafelsalz enthält bis auf 0,01 bis 0,05 % ausschließlich reines Natriumchlorid. Kristallines Steinsalz enthält dagegen alle im Urmeer vor ca. 250 Millionen Jahren gelösten Stoffe. Neben Natriumchlorid sind je nach Fundort 2 bis 3 % andere Stoffe natürlich darin enthalten, also 50 bis 300 mal so viele Begleitmineralien und Spurenelemente wie im Siedesalz. Man sieht das meist schon an der Färbung: grobe Brocken aus dem Himalaya haben eine rötliche Färbung von darin enthaltenen Eisenverbindungen.

Es kursieren Aussagen, die das Vorhandensein von 84 Elementen beschreiben. Dabei handelt es sich meist nicht um chemische Analysen, sondern um eine rein theoretische Ableitung aus dem Periodensystem der Elemente. Die Urheber solcher Aussagen argumentieren, dass rein theoretisch, bis auf die sechs Edelgase, alle auf der Erde vorkommenden Elemente im Kristallsalz vorkommen müssen. Sofern wissenschaftliche chemisch-analytische Nachweismethoden eingesetzt wurden, stoßen sie bei der überwiegenden Anzahl der Elemente an die technische Nachweisgrenze. Belegt ist das Vorhandensein von Calcium, Kalium, Magnesium, Schwefeloxyd, Eisen, Mangan, Fluor, Jod, Zink, Chrom, Kupfer, Kobalt und Gold. Der Gehalt an Schwermetallen ist so niedrig, dass aus medizinischer Sicht keinerlei Bedenken bestehen.

Neben Natriumchlorid liefert kristallines Ursalz Mineralstoffe und Spurenelemente, die unser Körper notwendig braucht. Einige der wichtigeren seien im folgenden mit ihren Hauptaufgaben und Mangelerscheinungen aufgeführt:

Kalium: Druck im Zellinneren, Aktivierung von Enzymen, elektrophysiologische Zellsteuerung; bei Mangel Müdigkeit, Nervosität, Herzrhythmusstörungen, Hautprobleme, Kopfschmerzen.

Calcium: Knochenaufbau, Zähne, Nervenaktivierung, Muskelkontraktion, Blutgerinnung; bei Mangel Muskelkrämpfe, Kribbeln, Taubheit, Schlafstörungen, Zahnverfall, Blutungen.

Magnesium: Knochenaufbau, aktiviert mehr als 300 Enzyme, Energiestoffwechsel, Nervenleitung, Hormonproduktion, Muskelfunktion, Herz; bei Mangel Muskelschwäche, Herzstörungen, Knochenbeschwerden, Nervosität, Angst, Depressionen.

Schwefel: enthalten in Eiweißen, aktiviert die Energiegewinnung, Bausteine für Knochen, Knorpel, Bindegewebe; bei Mangel fahle Haut, stumpfes Haar, schlaffes Bindegewebe, Gelenkbeschwerden, Ängste.

Silicium: Bindegewebe, Knorpel, Knochen, Zähne, Blutgefäße, Haare, Haut; bei Mangel Hauterkrankungen, schnellere Alterung der Arterien, Haarausfall, brüchige Nägel.

Eisen: roter Blutfarbstoff Hämoglobin, Sauerstofftransport, Enzyme; bei Mangel Müdigkeit, Antriebsschwäche, Appetitlosigkeit, Blutarmut, schlechte Haut und Haare, Konzentrationsschwäche.

Zink: aktiviert viele Enzyme, Bestandteil des Insulins, Eiweiß-, Kohlenhydrat- und Fettstoffwechsel, Immunsystem, Wachstum, Entgiftung; bei Mangel Wachstumsverzögerung, Infektanfälligkeit, Hautveränderungen, schlechte Wundheilung, Müdigkeit, Potenzstörungen, Menstruationsstörungen, Antriebsmangel, Hautrisse an den Mundwinkeln, Depressionen.

Mangan: Blutgerinnung, Zentralnervensystem, Insulin, Schilddrüsenhormone; bei Mangel Ohrgeräusche, Schwerhörigkeit, Müdigkeit, Störungen der Muskelkoordination, Gelenkschmerzen, Unruhe, Pessimismus, mangelnde Libido.

Chrom: Insulinrezeptoren auf den Körperzellen, Einfluss auf Blutzuckerspiegel; bei Mangel Müdigkeit, Gereiztheit, Schlafstörungen, Schwindelanfälle, Kopfschmerzen, Gier nach Süßem und Alkohol.

Kupfer: Hämoglobinsynthese, Abwehrsystem, Knochen, Farbpigmente in Haut und Haaren; bei Mangel Schwäche, Kraftlosigkeit, Entfärbung von Haut und Haaren, Dermatitis, Blutarmut.

Kobalt: Bestandteil von Vitamin B 12, Hämoglobinsynthese, Eiweißaufbau; bei Mangel Blutarmut mit Folgeerscheinungen.

Jod: Schilddrüsenhormone, Vitalität, Stressbewältigung, Energieproduktion, Wachstum; bei

Mangel Kropf, Müdigkeit, Übergewicht, Herzklopfen, Nervosität, Leistungsschwäche.

Selen: Enzymbestandteil, Schutz vor freien Radikalen, Zellatmung; bei Mangel Infektanfälligkeit, frühzeitige Alterserscheinungen, Herzerkrankungen.

Mineralstoffe und Spurenelemente werden in ihrer Bedeutung oft unterschätzt. Dabei sind sie genauso wichtig für eine gesunde Funktion unseres ganzen Organismus wie die Vitamine. Durch eine in weiten Maßen industriell vorgefertigte Nahrung aus raffinierten Zutaten liefert die Ernährung leider nicht mehr genügend dieser lebensnotwendigen Aufbaustoffe und „Zündfunken" des Stoffwechsels. Heilpraktiker empfehlen deshalb zunehmend, dieses Defizit mit Hilfe des vollwertigen Kristallsalzes aus dem Himalaya auszugleichen. Die Sole-Trinkkur hat schon oft einen Mangel beseitigt und ganz erstaunliche subjektive und objektive Verbesserungen des Gesundheitsstatus bewirkt.

Wichtiger als eine Analyse des Kristallsalzes ist das Wissen um die unversehrte Ganzheit. Denn für den Verzehr und andere Zwecke steht natürlich das Natriumchlorid mit einem Gehalt von ca. 98 % an erster Stelle. Niemand käme auf die Idee, z.B. seinen Eisenbedarf durch Kristallsalz decken zu wollen. Aber man sollte die begleitenden Mineralien und Spurenelemente in ihrer Bedeutung auch nicht schmälern, nur weil sie nicht in großen Mengen vorkommen. Sie werden von unserem Körper zwar nur in Spuren gebraucht, aber sie werden gebraucht! Wenn sie ganz fehlen, kommt es zu Mangelerscheinungen wie bei zu geringer Versorgung mit Vitaminen. Eine zu große Zufuhr kann ebenfalls mehr schaden als nützen.

Kristallsalz liefert die im Meerwasser vorkommenden gelösten Stoffe in der natürlich vollkommenen Zusammensetzung, die von uns Menschen nicht verbessert werden kann. Jedes Weglassen, Entfernen, Raffinieren und Manipulieren sowie künstliches Hinzufügen kann nur zu suboptimalen Ergebnissen führen. Denn was könnte besser sein als die Umweltbedingungen, die zum Entstehen des ersten Lebens im Urmeer geführt haben? Dort war alles vorhanden, was das Leben benötigt. Nichts hat geschadet, denn sonst hätte es sich nicht weiterentwickelt zu der heutigen Fülle an Formen, die wir kennen und zu der wir Menschen letztlich auch zählen. Wir lernen heute, dass für das Leben, also das gesunde, sinnhafte Funktionieren eines lebendigen Organismus nicht nur Mengenelemente zählen. Die Homöopathie potenziert - der Chemiker würde sagen: verdünnt - Stoffe stufenweise jeweils um Zehnerpotenzen, so dass rechnerisch die Medizin gar kein Molekül mehr des Ausgangsstoffes enthält. Auch mit Salzen wird dies praktiziert: Natricum chloratum oder Natrium muriaticum wirken, obwohl sie nicht einmal Spuren enthalten. Warum sollten dann die Spuren an Stoffen, die das Ursalz begleiten, ohne Bedeutung sein? Die natürliche Ganzheit ist immer mehr als die einzelnen Teile. Schauen wir weniger auf die Bestandteile, sondern nutzen wir das ganze, unverfälschte Kristallsalz!

Warum Kristallsalz aus dem Himalaya?

Die Antwort ist eigentlich ganz einfach: Kristallines, in seiner natürlichen Struktur aus den Lagerstätten gebrochenes Salz besitzt eine andere Qualität als raffiniertes, aus Sole rekristallisiertes reines Natriumchlorid. Der Unterschied zwischen den beiden Salzen liegt nicht nur in den begleitenden Mineralstoffen und Spurenelementen. Kristallsalz besitzt und transportiert darüber hinaus auch in der Kristallstruktur gespeicherte Informationen. Wir wissen von der Quarzuhr, dass Kristalle elektromagnetische Schwingungen aufnehmen und wiedergeben können. Strahlenden Atommüll lagert man in stillgelegten Salzstollen, weil das Salz die Strahlung absorbiert.

Nach der Ablagerung des Meersalzes aus flachen Teilen des Urmeeres vor über 250 Millionen Jahren begannen die Kontinente, sich zu verschieben. Das Salz gelangte unter andere Schichten und wurde zum Teil erheblichem Druck ausgesetzt. Gebirge falteten sich auf, weil sich Landteile gegeneinander bewegten. Der größte Druck führte zu den höchsten Bergen: der Indische Subkontinent schob sich gegen

Asien und faltete das Himalaya auf, wo sich mit über 8.000 Metern die höchsten Erhebungen auf der Erde befinden. Dort wurde auf die Salzablagerungen der größte Druck ausgeübt, es bildeten sich Lagerstätten mit großen Salzkristallen. Sie haben eine z.T. glasklare Struktur, sind rötlich-orange gefärbt und die energiereichsten Salze, die wir kennen.

Diese Energie können sensible Menschen erspüren. Tests mit dem Pendel oder kinesiologischen Methoden zeigen sie an. Peter Fereira führt biophysikalische Untersuchungen mittels Segmentardiagnostik an, die die unterschiedliche Qualität der Salze belegen. Bekannt sind auch die mikroskopischen Kristallbilder aus spaghyrischem Kristallisat: Himalaya-Salz zeigt dabei feine, lebendige Muster, während Kochsalz und Meersalz völlig rechtwinklige, isolierte Strukturen ausbildet.

Die Energie des Himalaya-Kristallsalzes geht bis an das Maximum des Messbaren. Toxische, also schädliche Einflüsse sind unbekannt. Es lassen sich aber Unterschiede feststellen, die wahrscheinlich von unterschiedlichen Lagerstätten oder den Gewinnungs- und Weiterverarbeitungsverfahren herrühren. Steinsalz kann nur jeweils das enthalten, was das jeweilige Meer, welches ausgetrocknet ist, enthielt. Wir können davon ausgehen, dass die einzelnen Teile des Urmeeres ganz unterschiedliche Stoffe gelöst hatten. Die Schwankungen dürften ähnlich groß gewesen sein wie die Salzgehalte der heutigen Meere. So betragen die Salzgehalte im Atlantik ca. 3,7 %, im Schwarzen Meer dagegen nur 1,8 %. Im Mittelmeer sind bis zu 3,9 % feststellbar, im Roten Meer sogar 4,0 %. Wie unterschiedlich die Zusammensetzung der Begleitstoffe ist, zeigt ja auch die unterschiedliche Färbung der Steinsalze. Die rötlichen enthalten eben sehr viel mehr Eisen als die weißen.

Um die positive Energie von Kristallsalz optimal zu erhalten, sollte es nicht durch Sprengen aus dem Lager gelöst und möglichst gar nicht mit Maschinen, insbesondere elektrischen, bearbeitet werden. Feinere Sorten behalten ihre Qualität durch Aussieben oder Zerkleinern mit Stein- oder Keramikmühlen. Auch in der Küche sollten Sie Ihr Kristallsalz nur mit einem Keramikmahlwerk mahlen. Eine Berührung mit Eisen kann wie bei homöopathischen und anderen Schwingungs-Heilmitteln die Wirkung stören.

Deshalb auch zum Abmessen der gesättigten Sole möglichst keine Metall-Löffel verwenden!

Manch kritischer Zeitgenosse mag sich fragen, warum Qualitätsunterschiede zwischen verschiedenen Salzen nicht alleine mit „wissenschaftlichen" Methoden festzustellen sind. Manche Menschen geben sogar an, dass für sie nur wissenschaftlich Belegbares existiert. Wenn mit chemischer Analytik keine oder nur geringe Unterschiede feststellbar sind, gäbe es auch keine. Auf unterschiedliche Herkünfte von Salz basierende Preisunterschiede wären deshalb auch nicht gerechtfertigt. Es lohnt sich, nicht nur in Bezug auf das Thema Salz, hierüber nachzudenken:

Rein chemisch betrachtet ist ein Kieselstein und ein Bergkristall genau dasselbe. Oder ein Stück Kohle und ein Diamant. Für einen Weinkenner bestehen zwischen Spitzenweinen und einfachen Weinen himmelweite Unterschiede – die sich in der Wertschätzung und im Preis wiederspiegeln. Es können Weine der gleichen Rebsorte sein und aus der gleichen Großlage. Unterschiedlich ist vielleicht nur die Einzellage, der Erzeuger oder der Jahrgang. Eine chemische Analyse würde keine oder nur „unwesentliche" Differenzen ergeben. Ein „Nichtkenner" könnte sagen: Warum soll der eine Wein ein Vielfaches des anderen Wert sein? Das „Wesentliche", er meint damit die Hauptbestandteile, sind ja gleich: Alkohol ist gleich viel enthalten, Zucker auch, Säure ebenfalls. Der Unterschied kann sich nur in den Spuren an begleitenden Geschmacksstoffen abspielen, was mengenmäßig betrachtet doch nicht ausschlaggebend sein kann. Der Kenner hält dagegen: Genau die nicht messbaren und nur vom Kenner feststellbaren feinen Unterschiede machen den besonderen Wert aus, weil diese einem Idealbild, einer Idee, am nächsten kommen. Niemand kritisiert in diesem „Gourmet-Bereich" Anbieter und Kenner durch das Vorhalten von chemischen Analysen.

Beim Kristallsalz aus dem Himalaya gibt es jedoch Angriffe mit dieser analytischen Argumentation, oft vor dem Hintergrund rein wirtschaftlicher Interessen. Dabei kann man mit einer chemischen Analyse Unterschiede eben nicht immer erfassen.

Tiere lassen sich durch ihre Instinkte führen. Bekannt ist, dass sie ökologisch erzeugtes Futter signifikant konventionellem vorziehen, wenn man ihnen die Wahl lässt, selbst dann, wenn wir Menschen zwischen beiden mit analytischen Methoden keine Unterschiede ausmachen können. Wir Menschen haben viele Instinkte verloren oder trauen unseren Gefühlen, die „aus dem Bauch kommen", nicht. Das Pendel, Muskelbewegungen oder andere alternative Verfahren eignen sich hervorragend dafür, unserem Geist zu verdeutlichen, was wir fühlen. Was das Salz betrifft: schauen Sie sich die rötlichen Kristalle einfach an, probieren Sie den runden Geschmack, und lassen Sie Ihr Gefühl entscheiden, ob Sie diese bevorzugen oder das rein weiße Natriumchlorid.

Hier noch eine weitere Entscheidungshilfe betreffend Qualitätsunterschied: Wasser speichert Informationen. Die Homöopathie nutzt diese Eigenschaft beim Potenzieren. Je höher die Verdünnung, um so größer das Gewicht der Information. Man vermutet den Grund für diese Fähigkeit in dem sogenannten „Clustern", in denen sich die Wassermoleküle, die ständig in Bewegung sind, permanent zu neuen Mustern zusammenfinden, kristallähnliche Strukturen, die in hohen Frequenzen schwingen. Wasser hat ein „Gedächtnis". Es wird negativ geprägt durch Umweltschadstoffe, mit dem wir es belasten, und positiv z.B. durch Gesteinsschichten, die es durchläuft oder durch Bergkristalle und Edelsteine, mit denen man schlechte Frequenzmuster wieder löschen und es somit „wiederbeleben", d.h. mit positiver Energie wieder aufladen kann.

Beim Auskristallisieren der Salzkristalle aus dem Urmeer spiegeln die Salzkristalle die Cluster des Urmeerwassers wieder und speichern sie. Die idealen Bedingungen zu Beginn der Evolution des Lebens wurden so über 250 Millionen Jahre gespeichert und geben unseren Körperzellen heute als Essenz die harmonische Schwingung wieder, die die Selbstheilungskräfte anregen.

Noch eine Anregung zum Nachdenken: Bücher bestehen ziemlich einheitlich aus Papier und Druckfarbe. Deshalb wird ein Chemiker den Unterschied zwischen guter und schlechter Literatur nicht durch eine Analyse bestimmen können. Gibt es deshalb diese Unterschiede nicht? Doch, sie liegen aber nicht im stofflichen Bereich, sondern auf der Ebene der Information.

Niemand wird ja dazu gezwungen, an die besonderen Kräfte des Ursalzes „zu glauben". Aber jeder sollte zumindest den unvoreingenommenen Selbstversuch machen, das reine Kochsalz damit zu ersetzen und die Folgen einer Sole-Trinkkur zu erspüren (ausgenommen sind Menschen, deren Niere nicht einwandfrei funktioniert oder die erwiesen durch Bluthochdruck sensibel auf Kochsalz reagieren: sie sollten vorher ihren Arzt befragen). Spüren Sie selbst keinen Unterschied, fragen Sie vielleicht sensible Menschen nach ihren Erfahrungen mit Kristallsalz. Sie können jeder Zeit entscheiden, ob diese kleine Umstellung auf etwas mehr Natur und Vollwertigkeit den geringen Aufwand Wert ist oder nicht. Jedenfalls schadet diese Umstellung nichts. Kristallsalz hat im Gegenteil schon vielen ganz entschieden genutzt. Einige der allgemeinen Heilwirkungen und Anwendungen bei bestimmten Beschwerden sind im folgenden Kapitel beschrieben.

Heilwirkungen von Salz

Ganz elementare Körperfunktionen beruhen auf einem gesundem Gleichgewicht von Salzen und Flüssigkeiten. Deshalb wird Salz auch seit Jahrtausenden zur Wiederherstellung der Gesundheit benutzt. Erste Zeugnisse belegen seine Heilkraft in altägyptischen Aufzeichnungen. Heilkundige empfahlen Salz bei Kopfschmerzen, Hauterkrankungen, Wassersucht und Gicht. Im römischen Reich war bekannt, dass Trinkkuren mit Salzwasser den Stoffwechsel anregen und das Abwehrsystem stärken.

Wie im Altertum und bis ins Mittelalter hinein Salz als Heilmittel gesehen wurde, zeigt die Beschreibung in einem von Ibn Botlan (Abu´l Hasan al Muhtar ibn al Hasa ibn Sa´dun) im 11. Jahrhundert verfassten Gesundheitsbuch „Tacuinum Sanitatis", welches in mehreren arabischen und lateinischen Abschriften erhalten ist. Ibn Botlan klassifiziert alle Stoffe nach den auf Hippokrates fußenden vier Kategorien trocken, feucht, kalt und warm. Salz ist danach trocken und warm, ebenso Salzwasser. Süßwasser gilt dagegen als feucht und kalt. Salz sei gut für die Verdauung, verhindere Fäulnis, sei aber für das Gehirn und die Sehkraft. Er empfiehlt Salz vor allem geschwächten Menschen, bevorzugt im Winter und in nördlichen Gegenden. Salzwasser löse den Bauch, Salzfische seien gut für Phlegmatiker.

Seit Mitte des 19. Jahrhunderts fanden Kurorte, die Solebäder, Soleinhalationen und Soletrinkkuren anboten, verstärktes Interesse. Ein großer Teil der deutschen Kurorte basiert auf der Heilwirkung des Salzes, viele tragen es sogar im Namen: Bad Reichenhall, Bad Salzbrunn, Bad Salzschlierf, Bad Salzig, Bad Salzungen, Bad Salzuflen oder Bad Salzdetfurth. Die Salzbehandlungen werden dort erfolgreich eingesetzt bei Hautleiden, Atemwegserkrankungen, Verdauungsbeschwerden, Rheuma und Gelenkserkrankungen.

Die heilende Wirkung speziell dosierter Salze ist das Lebenswerk des Arztes Dr. Wilhelm Heinrich Schüßler (1821 bis 1898). Sein Heilsystem beruht auf der Tatsache, dass beim Einäschern des menschlichen Körpers alle organischen Bestandteile wie Fette, Eiweiße und Zucker etc. vollständig vernichtet werden und nur 12 Mineralsalze zurückbleiben. Er definiert

Gesundheit als ein Gleichgewicht dieser 12 Salze. Defizite bzw. ungesunde Verteilungen versucht dieses „biochemische Heilsystem" durch die Zufuhr an Mineralsalzen auszugleichen, und zwar nicht als reiner Stoff, sondern in potenzierter Form gemäß der Verfahrensweise der Homöopathie.

Schüßler entwickelte zwölf „biochemische Funktionsmittel" durch längeres Zerreiben von einem Teil Salz mit neun Teilen Milchzucker. Diese so hergestellte 1. Dezimalpotenz (D 1) wird anschließend für jede weitere Potenzierung wieder genau so „verdünnt". Kochsalz ist unter der Bezeichnung Natrium chloratum oder Natrium muriaticum das Funktionsmittel Nr. 8 und wird u.a. zur homöopathischen Behandlung von folgenden Beschwerden eingesetzt:

Abmagerung, Appetitlosigkeit, Antriebsschwäche, Blutarmut, Bleichsucht, Kopfschmerzen, Migräne sowie wässrigem Magen-Darm-Katarrh.

Natriumchloratum-Salbe wird äußerlich verwendet bei Akne, Lippenbläschen, Hautpilz und Insektenstichen.

Es verwundert nicht, dass die homöopathischen Heilanwendungen denen des natürlichen Salzes entsprechen und auch mit den Empfehlungen aus dem Altertum korrespondieren.

Die chinesische Diätetik stuft Salz (yan) im Temperaturverhalten als kalt ein. Die Wirkung wird als entgiftend, die „Mitte" harmonisierend und das Qi absenkend bezeichnet. In der Heilkunde ist die Anwendung seit dem 3. Jahrhundert vor Christus belegt, vor allem bei Völlegefühl, Verstopfung, Hals- und Zahnschmerzen und Zahnfleischbluten.

Als sehr hilfreich hat sich Kochsalz bei der Behandlung von Schmerzen erwiesen. Dr. Volker Desnizza hat herausgefunden, dass das Spritzen von isotonischer Kochsalzlösung erstaunliche Erfolge bringt bei Rückenschmerzen, Bandscheibenvorfällen, Rheuma und Migräne. Dabei aktivieren die Natriumionen die beteiligten Nerven, ein körpereigener Heilungsprozess wird in Gang gesetzt.

Äußerliche Anwendungen von Salz

Solebad

Obgleich die äußere Anwendung von Salz seit dem Altertum bekannt ist, gewann der Einsatz von Sole erst im 18. Jahrhundert eine größere Verbreitung, und zwar mit dem Aufschwung der Seeheilbäder. Christoph Wilhelm Hufeland, Arzt von Schiller und Goethe, förderte diese Entwicklung, indem er ein Buch darüber verfasste. Orte mit Solequellen oder Salzvorkommen entwickelten sich mit der äußeren Anwendung der Sole zu Heilbädern.

In der Regel werden heute bei Solebädern Salzkonzentrationen von 1 bis 8 Prozent als Solebad angewendet. Aufgrund der guten Erfahrungen mit der sehr hoch konzentrierten natürlichen Sole des Toten Meeres werden bei Schuppenflechte auch höhere Konzentrationen ab 12 % eingesetzt.

Je nach Zusammensetzung der Salze und deren Konzentration beanspruchen Solebäder den Kreislauf und sollten deshalb bei Herz-Kreislauf-Schwäche nicht in Eigenregie durchgeführt werden. Die Badedauer beginnt mit 5 bis 10 Minuten und kann bis auf maximal 20 Minuten gesteigert werden. Die Wassertemperatur darf 38 °C nicht übersteigen. Bei Anwendung zu Hause sollten Sie sich auf maximal zwei Bäder pro Woche beschränken. Nach dem Bad abtupfen und eine Stunde Bettruhe einhalten. Danach erst abduschen und die Haut rückfetten.

Benutzen Sie für das Solebad und alle äußeren Anwendungen am besten Bade-Kristallsalz aus dem Himalaya, auf keinen Fall Salze mit chemischen und künstlichen Zusätzen. Für eine Wannenfüllung von 120 Litern benötigen Sie zur Herstellung einer einprozentigen Salzlösung 1,2 kg Salz. Lösen Sie die passende Menge für die gewünschte Konzentration zunächst in ein wenig warmem Wasser auf, bis sich das Salz vollständig gelöst hat. Füllen Sie erst dann die Wanne ganz auf und achten Sie darauf, 38 ° C nicht zu überschreiten. Salz verursacht beim Lösen Kälte und würde, wenn Sie es in die vollständig gefüllte Wanne geben, Ihr Badewasser abkühlen.

Hauptanwendungen der Solebäder sind Hauterkrankungen wie Schuppenflechte und Neurodermitis sowie Rheuma- und Gelenkerkrankungen außerhalb akuter Schübe. Die Wirkung beschränkt sich nicht auf die Haut, sondern geht viel tiefer, über das vegetative Nervensystem bis zur Regulation der Entzündungsprozesse: Solebäder entspannen, erfrischen, heitern auf und geben neue Energie. Sie regen die Glucocorticoidbildung in der Nebennierenrinde an und unterdrücken dadurch Entzündungen.

Die direkte Wirkung auf die Haut besteht darin, dass sich das Salzwasser in die äußere Hornschicht einlagert, während reines Süßwasser die Wasser-Fett-Schutzschicht dagegen aufquillt und entfernt, wodurch dann mehr Wasser aus der Haut verdunstet. Sie trocknet aus und muss rückgefettet werden. Solebäder lassen die Haut nicht so stark austrocknen und eignen sich deshalb immer dann, wenn die Haut spröde und trocken ist.

Solebäder wirken bei Arthrose, chronischer Polyarthritis, Gicht, Muskelverspannungen, psychovegetativen Erschöpfungen, Wechseljahresbeschwerden, Menstruationsbeschwerden, Hauterkrankungen, Durchblutungsstörungen, Neurodermitis, Psoriasis, Venenleiden und Abwehrschwäche. Der großflächige Kontakt mit körperwarmem Salzwasser erinnert uns an den vorgeburtlichen Zustand in der Fruchtblase. Er bewirkt eine Umstimmung und regt den Körper an, seine Selbstheilungskräfte zu aktivieren.

Solespülungen

Für Spülungen von Nase, Hals und Augen verwendet man eine 0,9-prozentige, isotonische Salzlösung. Lösen Sie dafür 9 Gramm Salz in einem Liter lauwarmem Wasser. Gurgeln mit Salzwasser befeuchtet die entzündete Schleimhaut, Bakterien und abgestoßene Zellen werden entfernt; eine Wohltat bei Halsschmerzen!

Zur Nasenspülung wird eine Nasendusche oder Nasenspülkanne verwendet. Man setzt die Tülle an ein Nasenloch und achtet darauf, dass sie gut abschließt. Die Kanne hochheben und den Kopf leicht zur Seite neigen, und schon fließt das Wasser durch das andere Nasenloch wieder hinaus. Zu beachten ist nur, dass es dann im Waschbecken aufgefangen wird und dass man durch den Mund atmet. Danach wiederholt man den Vorgang mit dem anderen Nasenloch. Bei

Erkältung nimmt man etwas mehr Salz, um die Nase zum Laufen anzuregen. Der Schleim löst sich, auch aus den Nebenhöhlen. Natürlich ist Vorbeugen besser als Heilen. Viele schwören auf das tägliche Nasenduschen als Vorbeugung gegen Erkältungen. Heuschnupfen- und Kopfschmerzengeplagte erfahren durch Nasenspülungen Erleichterung.

Augenspülungen werden mit einer sogenannten Augenbadewanne, einem kleinen Glas- oder Kunststoffgefäß (Apotheke) durchgeführt. Vorher Make-up entfernen, die Wanne mit Sole füllen, aufsetzen und den Kopf nach hinten kippen. Mehrmals mit den Wimpern „klimpern", damit das ganze Auge benetzt wird.

Sole-Einreibungen, Umschläge und Wickel

Bei offenen Verletzungen kommt nur eine isotonische Salzlösung zum Einsatz. Bei Hauterkrankungen kann die Konzentration wie beim Solebad bis zu 8 % betragen. Insektenstiche, Verstauchungen, Prellungen und Schwellungen können ebenfalls mit gesättigter Sole behandelt werden.

Für Umschläge wird ein sauberes Baumwoll- oder Leinentuch in die Sole getaucht und aufgelegt. Kalte Sole-Umschläge haben sich bewährt bei Prellungen, Verstauchungen, Sehnenscheidenentzündungen und als Wadenwickel zum Fiebersenken, warme lindern Rheuma- und Gelenkbeschwerden.

Eine ganz besondere Variante sind die Salzsocken. Dazu werden Baumwollsocken in dreiprozentige Sole getaucht, ausgewrungen und angezogen. Darüber kommen trockene Wollsocken. Eine Stunde einwirken lassen. Die Salzsocken fördern die Durchblutung, helfen gegen chronisch kalte Füße und bei Gicht.

Das Salzhemd funktioniert nach dem gleichen Prinzip und wird als gesteigerte Form des „Spanischen Mantels" nach Kneipp angesehen. Das gut ausgewrungene Hemd muss eng am Körper anliegen. Bei Bettruhe führt es zu einem Wärmestau und sollte aufgrund seiner starken Wirkung nicht länger als eine Stunde und auf keinen Fall in Eigenregie durchgeführt werden. Das Salzhemd regt den Stoffwechsel und die Entgiftung an. Danach längere Zeit ruhen oder schlafen.

Sole-Inhalation

Eine ganz natürliche Sole-Inhalation findet am Meer statt, wobei die direkte Brandungszone sogar einen messbaren Salzgehalt aufweist. Ähnlich ist es direkt hinter Gradierwerken in Soleheilbädern. Die großen, vom Wind durchwehten Verrieselungsanlagen geben Salz an die Umgebungsluft ab. Inhalationen sind wichtige Anwendungen bei Erkrankungen der Luftwege wie Bronchitis, chronische Nebenhöhlenentzündungen und Asthma.

Zu Hause können Sie in Eigenregie eine Sole-Inhalation mit einem Dampfbad durchführen. Dazu geben Sie in einen großen Topf 1 bis 2 Liter Wasser und kristallines Ursalz dazu, erwärmen es, bis Dampf aufsteigt und halten Ihren Kopf, bedeckt mit einem großen Handtuch, bis zu 15 Minuten über den Topf, so dass Sie den Sole-Dampf einatmen können.

Die Konzentration der Sole sollte am Anfang etwas über 0,9 % liegen, dann entzieht der Dampf den Schleimhäuten Wasser und wirkt schleimlösend. Man kann die Konzentration bis auf 3 % steigern, denn höhere Konzentrationen erzielen vor allem in tieferen Luftwegen bessere Wirkungen.

Für ärztlich verordnete Inhalationen stehen Düsen- oder Ultraschallvernebler zur Verfügung, die eine Einstellung der Tröpfchengröße erlauben. Vernebler, wie sie für Zimmerbrunnen eingesetzt werden, sollten nicht mit Sole betrieben werden. Ihre Tröpfchengröße ist nicht auf die medizinische Anwendung abgestellt. Wenn Sie die Raumluft mit Sole verbessern wollen, ist ein solcher Vernebler nicht geeignet, denn der Salznebel ist viel zu aggressiv gegenüber der Wohnungseinrichtung! Sehr gute Ergebnisse erzielt man mit einem Zeolith-Salzwasserbrunnen. Zeolith ist ein natürlicher Kristall aus Alkali- bzw. Eerdalkali-Aluminiumsilikat. Er wird in den Klüften und Hohlräumen von Basalt gefunden. In einem lockeren Strukturgerüst, hochporös und von vielen mikroskopischen Kanälen durchzogen, besteht Zeolith aus Silicium, Aluminium, Sauerstoff, Kalium und Natrium. Er bildet einen idealen Ionenaustauscher, Filter und Katalysator. Man benutzt Zeolith z.B. auch als natürlichen Filter für Teiche, Aquarien und zur Wasseraufbereitung. Lässt man Sole über einen Zeolith rieseln, tritt der selbe Effekt ein wie bei den Gradierwerken: feines Salz wird an die Raumluft abgegeben, außerdem negative Ionen (wie bei den Salzlampen). Rauch, Staub und andere Verunreinigungen werden aus der Luft gefiltert. Es entsteht im Raum ein mildes Reizklima wie am Meer. Dies verschafft allen Erleichterung, die Probleme mit den Luftwegen haben.

Innerliche Anwendung von Salz: Sole-Trinkkur

Sole-Trinkkuren zählen zu den ältesten Heilanwendungen von Salz. Bereits der römische Arzt Galen verordnete sie. Im Mittelalter gab es exakte Durchführungsbeschreibungen für Trinkkuren mit auf- und absteigenden Konzentrationen zur Förderung des Harnflusses und um Durchfälle auszulösen. Auch Meerwasser-Trinkkuren kamen in Mode. Noch heute wird in manchen am Meer gelegenen Kurorten Meerwasser, abgefüllt in Flaschen, für Trinkkuren angeboten. Meist kommen für Soletrinkkuren natürliche Solequellen zum Einsatz, die einen therapeutisch bedeutsamen Mineralgehalt von über einem Gramm Salz pro Liter aufweisen und als Heilwasser bezeichnet werden. Neben Natrium kommen je nach Quelle Calcium, Magnesium, Kalium, Chlorid, Sulfat und Hydrogencarbonat sowie Spurenelemente wie Eisen, Jodid oder Fluorid vor. Es handelt sich grundsätzlich um die gleichen Stoffe, die auch im Himalaya-Kristallsalz enthalten sind. Allerdings treten je nach Quelle die Mineralstoffe in unterschiedlichen Kombinationen auf.

Trinkkuren mit den hochkonzentrierten Heilwässern werden je nach Erkrankung ärztlich verordnet bei Magenbeschwerden, Darmbeschwerden, Galle- und Leberleiden, Harnwegsentzündungen, Gicht, Diabetes, Osteoporose, Erschöpfung und Allergien.

Von einer Heilwasser-Trinkkur unterscheidet sich die Sole-Trinkkur mit Himalaya-Kristallsalz dadurch, dass sie nicht als Therapie, sondern vorbeugend als Maßnahme zur Gesunderhaltung, evtl. auch begleitend zu anderen Therapien, durchgeführt wird. Es bedarf keiner ärztlichen Verordnung, Sie können sie selbst zu Hause anwenden. Eigentlich ist auch der Begriff „Trinkkur" nicht ganz richtig, denn Kuren sind immer zeitlich begrenzt. Die Himalaya-Kristallsalz-Sole kann man jedoch ohne zeitliche Begrenzung zu sich nehmen. Im Vergleich zu Heilwasser-Trinkkuren werden dem Körper damit viel weniger Mineralsalze zugeführt: nur etwa 1 bis 2 Gramm Salz, die man an anderer Stelle in der täglichen Ernährung leicht einsparen kann. Es kommt bei der Sole-Trinkkur nicht vornehmlich auf die Menge der Salze an, sondern auf die Qualität und die damit gelieferte Information. Je weniger raffiniertes Salz allerdings mit der sonstigen Nahrung zugeführt wird, um so effektiver kann das Himalaya-Kristallsalz wirken. Benutzen Sie in der Küche deshalb auch Himalaya-Kristallsalz, frisch gemahlen mit einer Keramik-Salzmühle oder die gesättigte Sole zum Salzen von Speisen. Reduzieren Sie den Verzehr von Fertiggerichten, von denen Sie nicht wissen, mit welchem Salz sie zubereitet wurden.

Die Wirkungen der Sole-Trinkkur sind tiefgreifend und spürbar. Das Bindegewebe wird entschlackt, Giftstoffe werden ausgeschwemmt. Es kommt zu einer Umstimmung, Energieblockaden lösen sich, Selbstheilungskräfte werden angeregt. Es kann zu Erstverschlimmerungen und zwischendurch zu Heilkrisen kommen mit Durchfall, Kopfschmerzen, Müdigkeit oder Unwohlsein. Dies sind keine Rückschläge, sondern Zeichen für den fortschreitenden Heilungsprozess.

Die Sole-Trinkkur verleiht Ihnen ganz neue Energien, völlig neue Kräfte. Dazu trägt natürlich auch der Ausgleich von Defiziten an Mineralien oder Spurenelementen bei. Die Körperzellen erfahren einen Anstoß durch den Kontakt mit dem idealen Milieu des Urmeeres, aus dem alles Leben entstammt. Der Stoffwechsel wird angeregt, es entsteht ein gesundes Gleichgewicht.

Je weiter man sich von einer natürlichen Lebensweise entfernt hat, um so länger dauert es, bis die Sole-Trinkkur wirken kann. Menschen, die sich vollwertig ernähren, nicht rauchen, nicht trinken, keine chemischen Medikamente zu sich nehmen, deren Organismus bereits Erfahrung mit sanften Methoden der Schwingungs-Heilmittel hat wie Homöopathie, Bachblüten, Kinesiologie etc. erfahren die wohltuende Wirkung der Sole-Trinkkur sehr schnell.

Die Sole-Trinkkur ist für jeden geeignet, außer bei Nieren-, schwerer Herz-Kreislauf-Insuffizienz und starkem Bluthochdruck aufgrund von Kochsalzsensibilität. Sie alleine kann je nach Vorbelastungen und Vortherapien auch nicht immer das oft erhoffte „Heilungswunder" bewirken. Sie unterstützt aber jeden, der sich gesund und fit halten will oder es mit natürlichen Methoden wieder werden will.

Ansetzen von gesättigter Sole:

Sie bereiten zunächst aus einigen Brocken Himalaya-Kristallsalz eine gesättigte Sole. Oft kann man Brocken oder Granulat bereits in Glasgefäßen kaufen. Sonst geben Sie Brocken oder Granulat in ein Einmach- oder Marmeladenglas. Giessen Sie Wasser hinzu und warten Sie ungefähr eine Stunde. Die Sole ist dann gesättigt, wenn sich keine Kristalle mehr auflösen. Die gesättigte Sole hat eine Konzentration von etwa 26 %. Geht die Sole zu Neige, gießen Sie frisches Wasser nach. Solange noch nicht aufgelöste Kristalle in der Sole zu sehen sind, ist gewährleistet, dass die Sole gesättigt ist. Die Sole ist steril, bei dieser Salzkonzentration haben Keime keine Chance. Sie hält sich also unbegrenzt.

Und so wird die Sole-Trinkkur durchgeführt:

Jeden Morgen entnehmen Sie nun der gesättigten Sole einen bis zwei Teelöffel (aus Kunststoff – kein Metall!), geben sie in ein Trinkglas und füllen mit Wasser auf. Dieses Glas trinken Sie am besten morgens nüchtern. Es schmeckt nur wenig salzig, gar nicht unangenehm. Sie können die gesättigte Sole aber auch über den Tag verteilt trinken, indem Sie 1 bis 2 Teelöffel in eine Flasche Wasser geben.

Kinder brauchen nur wenige Tropfen gesättigte Sole. Sollten Sie auf die Sole-Trinkkur heftig reagieren, insbesondere durch Darm-Entschlackungen, reduzieren Sie die Menge bis auf wenige Tropfen und steigern Sie, wie Sie es vertragen, wieder bis auf die normale Menge.

Ein wichtiges Wort zum Wasser

Mit der Solezubereitung kommt das 250 Millionen Jahre trocken gelagerte Ursalz wieder in Kontakt mit dem Medium, aus dem es auskristallisierte. Das Wasser empfängt die Informationen und gibt sie an uns weiter. Es ist klar, dass man dafür kein unaufbereitetes Wasser aus der Leitung nehmen kann, welches durch Herkunft und Behandlung in Wasserwerken bereits mit negativ wirkenden Stoffen und Informationen belastet ist. Das ideale Wasser zur Solebereitung und zur Verdünnung in trinkfertiger Form darf selbst möglichst wenig Mineralstoffe enthalten. Geeignet ist durch Umkehrosmose gereinigtes und durch Edelsteine energetisiertes Wasser. Ideal ist ein reines Quellwasser ohne Kohlensäure, welches energetisch dem Himalaya-Salz nicht nachsteht. Die besten Erfahrungen habe ich mit Mont Roucous (Reformhaus) gemacht, einem stillen Wasser vom Fuße der Pyrenäen. Es ist mineralarm und durch große Granitformationen natürlich energetisiert. Es harmonisiert bestens mit dem Salz aus dem Himalaya und ist das ideale Medium für dessen Informationen.

Salz für die Schönheit

Die Haut ist das größte Organ des Menschen. Hautprobleme haben fast immer mit dem Darm und/oder der Seele zu tun. Unsere Haut ist, so sagt schon das geflügelte Wort, der Spiegel der Seele. Ekzeme, Neurodermitis und Schuppenflechte sind nur die extremsten, sichtbaren Folgen, wenn dort etwas nicht in Balance ist. Ist z.B. die gesunde Darmfunktion gestört, muss die Haut Ausscheidungsfunktionen übernehmen, was sich in Unreinheiten bis zur Akne hin zeigt.

Salz wird seit Alters her äußerlich angewendet. Ein Solebad ist eine Wohltat für gestresste, trockene und kranke Haut. Hautschuppen werden abgelöst, die Neubildung wird angeregt. Bei Entzündungen hilft das Auftragen von gesättigter Sole. Sie bekämpft schädliche Bakterien und Eitererreger.

Soleschlick eignet sich besonders für Masken und Packungen. Eine Soleschlick-Gesichtsmaske führt Feuchtigkeit zu, regeneriert und strafft die Haut. Gute Wirkung erzielt Soleschlick bei Cellulite. Sollten Sie Soleschlick nicht erhalten, mischen Sie Heilerde und fein gemahlenes Himalaya-Kristallsalz im Verhältnis 1 : 1 und rühren Sie mit etwas Wasser an. Ca. 15 Minuten einwirken lassen.

Salz wird seit Jahrtausenden zur Mundhygiene verwendet. Die chinesische Heilkunde empfiehlt grobkörniges Salz morgens mit etwas Wasser zu kauen als Schutz vor Paradontose und Zahnfleischbluten. Mein Tipp: verwenden Sie die gesättigte Sole des Himalaya-Kristallsalzes morgens und abends nach dem Zähneputzen (es gibt auch Sole-Zahncreme!) als natürliche Mundspülung: 1 bis 2 Minuten gurgeln und durch die Zähne spülen.

Salzkristalllampen

Die wohltuende Wirkung von Salzkristallen kann man sich auch zur Verbesserung des Raumklimas zu Nutze machen. Wir verbringen ja die meiste Zeit in geschlossenen Räumen. Die Luft darin ist belastet durch Staub, Tabakrauch, dem Ausgasen von synthetischen Materialien aus Möbeln, Elektrogeräten und Textilfasern. Wichtig für das subjektive Wohlbefinden ist außerdem die Verteilung von Ionen in der Raumluft. Ionen sind Atome, die entweder zu viele Elektronen oder zu wenig besitzen, so dass ihre elektrische Ladung nicht ausgeglichen, sondern negativ (Minusion) oder positiv (Plusion) ist.

Für uns Menschen sind Minusionen gesundheitsförderlich. Wir fühlen uns dort am wohlsten, wo die Luft ein Übergewicht an Minusionen aufweist: am Meer, an Wasserfällen, nach einem Regen im Wald und im Hochgebirge. In geschlossenen Räumen überwiegen meist die Plusionen, verursacht durch Heizung, Elektrogeräte, Fernseher, Computer und Rauchen.

Wird Kristallsalz erwärmt, gibt es verstärkt Minusionen ab. Platziert man eine Glühbirne in einem großen Stück Kristallsalz, versorgt die Salzkristalllampe die Umgebungsluft mit negativen Ionen und verbessert dadurch das Raumklima. Man fühlt sich wie am Meer. Das ausgestrahlte rötliche Licht beruhigt darüber hinaus, wirkt wärmend, anheimelig, stärkt die Lebenskräfte, muntert auf und unterstützt die körperlichen Abwehrkräfte. Fragen Sie nach Salzkristalllampen, die aus dem Himalaya stammen, denn diese unterstützen ideal äußerlich die Wirkungen der Sole-Trinkkur.

Salz in der Vollwertküche

Nun ist fast das Ende dieses kleinen Buches über Salz erreicht und es wurde bislang kaum die Verwendung in der Küche angesprochen. Natürlich wäre es widersinnig, Himalaya-Kristallsalz als Sole-Trinkkur zu sich zu nehmen und es nicht in der Küche einzusetzen. Es sollte das „leere" Tafelsalz mit seinen Rieselhilfsmitteln ersetzen. Dazu benutzt man Kristallsalz-Granulat, welches man mit einer Salzmühle mahlt. Verwenden Sie kein Metallmahlwerk, sondern eines aus Keramik. Fein gemahlenes Kristallsalz aus dem Himalaya sollte nicht mit Rieselhilfstoffen versetzt sein. Das hat den kleinen Nachteil, dass die Luftfeuchtigkeit das Salz zusammenklumpen lässt. Leichtes Dagegenklopfen löst es wieder. Dieses Problem vermeidet man mit einer Salzmühle.

Salz wurde im Haushalt früher zur Lebensmittelzubereitung in großen Mengen gebraucht, als noch selbst Brot gebacken, Fleisch und Fisch gepökelt und Gemüse mit Salzlake eingelegt wurde. Auch Käse kann nicht ohne Salz hergestellt werden. Heute sind diese Verarbeitungen weitestgehend in die Industrie verlagert, wir kaufen die fertigen Produkte. Je mehr vorgefertigte Erzeugnisse in der Küche Verwendung finden, um so weniger wird auch Salz gebraucht. Wer dagegen viel selbst zubereitet, vom rohen, frisch geernteten Gemüse, Getreide etc. ausgehend, braucht mehr Salz und hat auch die Chance, anderes Salz durch Himalaya-Kristallsalz zu ersetzen. Deshalb hier der Appell: Kochen Sie wieder mehr selbst, dann habe Sie auch im Griff, was Sie zu sich nehmen. Greifen Sie dann mit gutem Gewissen zum Kristallsalz, denn Sie wissen ja nun, was in ihm steckt. Aber bleiben Sie nicht dabei stehen, sondern nehmen Sie auch die ganze Fülle der Gewürze und Küchenkräuter zum Verfeinern der Speisen!

Bücher

Salz, Macht, Geschichte. Bayerische Staatskanzlei 1995

Schweiger, Anita, *Heilen mit Salz*. München 2000

Hendel, Barbara, Ferreira, Peter, *Wasser & Salz*, Herrsching 2001

Kaussner, Erwin, *Kristallines Salz – Elixier der Jugend*, Siegsdorf 2001

Desnizza, Volker, *Schmerzfrei durch Kochsalz*, Köln 1996

Oberbeil, Klaus, *Fit durch Mineralien und Spurenelemente*, München 1995

Weihofen, Jürgen, Gey-Kemper, Birgit, *Gewürzkräuter – Gesundheit aus dem Klostergarten*, Troisdorf 2000

Weihofen, Jürgen, Gey-Kemper, Birgit, *Algen besiegen Cellulite*, Troisdorf 2001

Weihofen, Jürgen, *Heilpilze Ling Zhi, Shiitake & Co. schützen das Immunsystem*, Troisdorf 2000

Natürliches Mineralwasser ohne Kohlensäure
aus dem Naturpark des Haut Languendoc

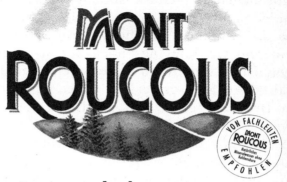

Das tägliche Wasser für Gesundheit und Wohlbefinden

Rein und mineralarm, daher besonders
gut geeignet zum Ansetzen von Sole

Grundlage für die
gesunde Ernährung

Mont Roucous erhalten Sie in Ihrem Reformhaus und Neuformdepot

Bezugsquellen

Kristallsalz aus dem Himalaya erhalten Sie in Reformhäusern, Naturkostfachgeschäften, Esoterikläden und im Versandhandel. Es hat eine rosa bis orangene Färbung, wobei diese bei kleinerem Granulat nur noch als Schimmer zu erkennen ist. Es wird gewaschene, gereinigte Qualität zu Speisezwecken angeboten in Form von Brocken (ca. 2 – 3 cm Durchmesser), als Granulat für die Salzmühle und als Feinsalz. Die Qualität für äußerliche Anwendungen ist einfacher und nicht so gereinigt, dafür aber auch preiswerter. Achten Sie darauf, dass die Herkunft aus dem Himalaya garantiert ist. Salz zum Ansetzen der Sole für die Trinkkur wird häufig in Weckgläsern oder Karaffen verkauft, zum Nachfüllen und Badesalz oft in kleinen Säckchen. Man findet auch fertige Sole in Flaschen abgefüllt. Mont-Roucous stilles Wasser vom Fuß der Pyrenäen gibt es in Reformhäusern.

AROMARA GmbH
Tuskulumweg 22, 79837 St. Blasien
Tel.: 07672-9316-11   Fax: 07672-9316-20
eMail: info@aromara.de
- *zertifiziertes Himalaya-Kristallsalz, ätherische*
  Öle, ägyptisches Schwarzkümmelöl, Dinkelkissen
- *exklusiv in allen neuform-Reformhäusern*

NaturGut GmbH
Tuskulumweg 22, 79837 St. Blasien
Tel.: 07672-9316-11   Fax: 07672-9316-20
eMail: info@naturgut.de   www.naturgut.de
- *zertifiziertes Himalaya-Kristallsalz, ätherische*
  Öle, ägyptisches Schwarzkümmelöl, Dinkelkissen
- *im Naturkost- und Naturwarenfachhandel*

Raab Vitalfood GmbH
Carl-Benz-Str. 9, 85296 Rohrbach/Ilm
Tel.: 08442-91188   Fax: 08442-91190
eMail: RaabVitalfood@t-online.de www.RaabVitalfood.de
- *Kristallsalz aus dem Himalaya, Brocken, Granulat,*
  Feinsalz; Klare Suppe und Streuwürze; Badesäckchen
- *Eigenimport*

Vogelflug Edelstein Handelsgesellschaft mbH & Co.
Ziegeleiweg 1 a, 49170 Hagen
Tel.: 05405-7705   Fax: 05405-7333
- *zertifieres Alexander-Salz aus dem Himalaya, Brocken,*
  Granulat, Feinsalz; Zeolith-Brunnen; Salkristalllampen
- *Abgabe nur an Wiederverkäufer*

wasavita Naturprodukte Beratung und Lieferservice
Am Ohlenberg 1 – 9, 64390 Erzhausen
Tel.: 06150-17967   Fax: 06150-181035
eMail: info@fit4life-team24.de   www.wasavita.de
- *zert. Diamant-Kristallsalz, handgew., luftgetr., hand-*
  gem. Granulat u. Feinsalz, Sole, Kräutersalz; Salzlam-
  pen, aquakristall-Umkehrosmoseanlagen (Wiederverk.)

Zauberstein - Bernd Röcker
Waldmühleweg 82, 71332 Waiblingen
Tel.: 07151-561027   Fax: 07151-905839
eMail: zauberstein@online.de
- *Geprüftes Himalaya-Kristallsalz; Natursteinleuchten;*
  Natursteinbrunnen
- *Groß- und Versandhandel nur an Wiederverkäufer*

Anzeige

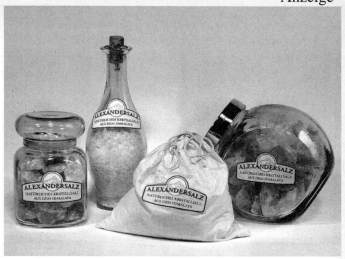

Alexandersalz

Dieses natürliche Kristallsalz aus dem Himalaya wurde bereits um 350 v. Chr. von Alexander dem Großen entdeckt, als er seine Eroberungsfeldzüge nach Indien unternahm. Es wurde als Kaisersalz auf dem Rücken von Elefanten nach Griechenland transportiert.

Alexandersalz entstand vor 260 Millionen in der Permzeit. Es ist naturbelassen und wird noch heute in der Alexandermine in Kashmir am Fuße des Himalaya schonend von Hand abgebaut, in großen Stücken gewaschen und eventuell zerkleinert, granuliert oder gemahlen.

KRISTALLINES SALZ AUS DEM HIMALAYA

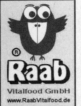

Qualität, Genuß & Vielfalt

Kostenlose Muster und weitere Infos anfordern!

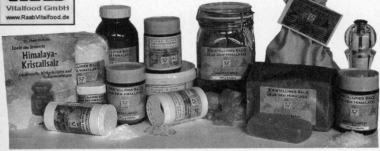

Bezeichnung	Inhalt
Granulat	200 g
Brocken	10 Kg
Brocken	900 g
Brocken	900 g
gemahlen	10 Kg
gemahlen	900 g
gemahlen	500 g
gemahlen	200 g
gemahlen	50 g
Suppe	150 g
Suppe	400 g
Streuwürze	150 g

Bezeichnung	Inhalt
Brocken groß	1,5- 2,5 kg
Duschkristall	200 g
Badesäckchen	1500 g
Peeling	750 g
Ionisator weiss	
Ionisator blau	

Raab Vitalfood GmbH
Carl Benz Str. 9 85296 Rohrbach
Tel. 08442 / 9563-0 Fax 9563-48
email:RaabVitalfood@t-online.de
www.RaabVitalfood.de